「건강혁명」 저자 이부경 박사의 불치병 치료 특강

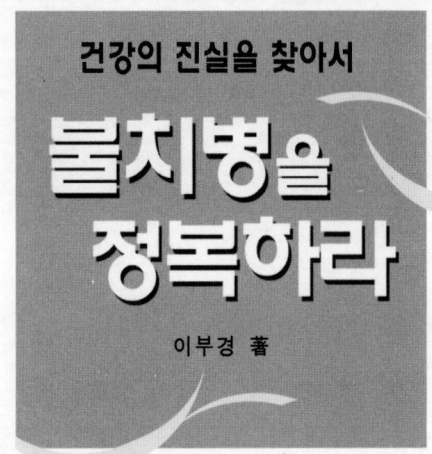

건강의 진실을 찾아서

불치병을 정복하라

이부경 著

우리출판사

건강의 진실을 찾아서

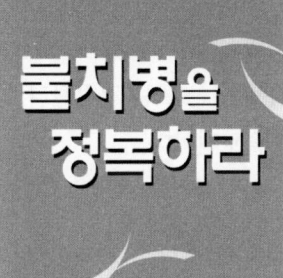

불치병을 정복하라

머리말

내 사전에 불치병은 없다는 말은 이번에 미국과 브라질에 가서 라디오 TV, 신문 또는 건강관리 강의를 하면서 첫머리에 내걸었던 슬로건이다.

과학의 최첨단 미국에 가서 무슨 배짱으로 그런 자신만만한 소리를 하게 되었을까.

이런 말을 듣고 있던 방송사나 신문사도 깜짝 놀란 기색이었고 강연장에서 나의 강의를 듣고 있던 청중들도 처음에는 허풍이 대단하다고 웅성거리는 편이었으나 과학과 인체 생리학을 접합시킨 불치병의 원인과 대책을 진지하게 설명해 나가자 분위기는 내 편으로 모아졌고 미국체재 2개월 동안에 그 소리가 진실로 드러나니 불치병 환자들이 구름떼 같이 모여들었다.

거짓말 같은 사실이었다.

세상에는 병원도 많고 의사, 한방, 약국도 또 불치병을 치료한다는 건강서적과 건강관리 강사도 수없이 많은데 불치병은 나날이 증가되고 있다.

왜 그런가? 그 원인과 치료법이 빗나가 있거나 엉터리이기 때문이다. 그런 엉터리가 진짜 행세를 하며 판을 치고 있으니 도리없는 일이다.

그래서 우리 국민의 건강은 없게 된다. 즉 건강론은 많으나 건강은 없다는 나의 주장이 강해지고 있는 것이다.

이 책에서는 그런 엉터리 건강론을 추방하기 위한 과학적인 근거를 바탕에 깔고 그들 불치병의 원인과 치료대책을 적어 놓았다.

홍수같이 쏟아져 나와 있는 건강서적들에 염증을 느끼거나 속아 본 독자들은 이 책도 속는 일이라 판단해 버릴 것이나 믿고 따르면 항간에 문제시되고 있는 대부분의 불치병은 기적같이 정복된다.

독자들의 힘을 빌어 시중에 난무하는 엉터리 건강론을 추방해 갈 생각으로 이 책을 썼다. 국민들의 참건강의 길을 확보하기 위해 밝은 등불이 되고자 하는 것이 이 책의 희망이요, 목표이다.

1999년 봄 아침에
저자 씀

차 례

머리말

1. 건강불안시대

건강불안시대 · · · · · · · · · · · · · · · · · · 17

현대병의 80%는 못고쳐 · · · · · · · · · · · · · 20

40대의 높은 사망률 · · · · · · · · · · · · · · · 23

성인병의 정체 · · · · · · · · · · · · · · · · · · 26

엉터리 진맥 · · · · · · · · · · · · · · · · · · · 28

빗나간 의학연구 · · · · · · · · · · · · · · · · · 31

의과대학 교수들에 문제 있다 · · · · · · · · · · 34

동의보감과 한의사 · · · · · · · · · · · · · · · · 36

어느 한의사의 양심선언 · · · · · · · · · · · · · 40

치매 노인을 위한 요양소인가, 아니면… · · · · 43

빗나간 감기 치료법 · · · · · · · · · · · · · · · 47

식생활 개선의 폐단 · · · · · · · · · · · · · · · 50

3맹(三盲)이 되고 있는 보건복지부 · · · · · · · 53

빗나간 우울증 대책론 · · · · · · · · · · · · · · · 56
방송의 거짓말 · · · · · · · · · · · · · · · · · · · 59
어느 연극배우의 죽음 · · · · · · · · · · · · · · · 62

2. 뇌내혁명의 거짓말

천태만상 건강관리법 · · · · · · · · · · · · · · · 69
어느 목사의 건강 설교 · · · · · · · · · · · · · · 72
고혈압에 관한 편지 · · · · · · · · · · · · · · · · 75
흑염소도 고기입니까? · · · · · · · · · · · · · · 78
할머니의 눈물 · · · · · · · · · · · · · · · · · · · 81
L박사의 변질된 건강론 · · · · · · · · · · · · · · 85
대통령 아들의 발톱병 · · · · · · · · · · · · · · 92
신비한 구연산의 효과 · · · · · · · · · · · · · · 94
경쟁사회와 과로사 · · · · · · · · · · · · · · · · 97

차 례

복상사 · 100
고환은 모두 짝짝이 · · · · · · · · · · · · · · · 103
목사님들의 건강을 위한다면 · · · · · · · · · · · 107
고기가 주식인 미국 사회의 성인병 · · · · · · · · 111
뇌내혁명의 거짓말 · · · · · · · · · · · · · · · · 115

3. 웃는다고 병이 낫나

배꼽 빠지는 엉터리건강론들 · · · · · · · · · · · 121
갑자기 명의가 된 의사 · · · · · · · · · · · · · 124
병원의 폐업속출 사태 · · · · · · · · · · · · · · 126
한심한 명의 탐방 · · · · · · · · · · · · · · · · 129
웃는다고 병이 낫나? · · · · · · · · · · · · · · 133
원로들의 건강관리론 · · · · · · · · · · · · · · 136
어느 기공법 치료사의 진실 · · · · · · · · · · · 139

운동과 건강 · 141
운동으로 병이 나을까? · · · · · · · · · · · · · · · 144
무식한 건강론 · 146
전직 대통령의 고혈압 · · · · · · · · · · · · · · · · 148
건강잡지 읽는 재미 · · · · · · · · · · · · · · · · · 150
신바람 건강법에 대한 물음표 · · · · · · · · · · · · 154
지금 세계는 건강비상 · · · · · · · · · · · · · · · · 158
스트레스와 성인병 · · · · · · · · · · · · · · · · · 161
어느 한의학 박사의 주장 · · · · · · · · · · · · · · 165

4. 당뇨병은 이제 병도 아니다

당뇨병은 이제 병도 아니다 · · · · · · · · · · · · · 171
당뇨병의 진정한 원인 · · · · · · · · · · · · · · · · 173
빗나간 당뇨병의 원인 · · · · · · · · · · · · · · · · 177

차 례

운동을 하면 당뇨병이 낫는가? · · · · · · · · · · · · · 181
설탕은 당뇨병의 주범인가? · · · · · · · · · · · · · · · 185
식이요법으로 당뇨병을 치료할 수 있는가? · · · · · · · · 188
당뇨병과 병발증 · 192
치료 중 인슐린약은 어떻게 하는가? · · · · · · · · · · · 194
당뇨병 치료중 반드시 지켜야 할 사항 · · · · · · · · · · 196
녹용을 복용한 당뇨병 환자 · · · · · · · · · · · · · · · 198
인슐린의 자생 · 202
당뇨병의 재발 가능성 여부 · · · · · · · · · · · · · · · 204
인삼이 맞는 체질, 안 맞는 체질 · · · · · · · · · · · · · 206

5. 현대인과 질병

암치료 · 211
우울증 · 215

이부경 著 / **불치병을 정복하라**

어지럼증	219
뇌졸중	223
만성피로와 무기력증	227
본태성 고혈압	231
무릎병과 치료법	234
허리병 아가씨의 호소	237
어느 산부인과 의사의 생리불순	240
이명은 왜 생기는가	242
갱년기 장애	247
정력제	250
두통과 편두통	254
전립선 비대증	257
대인 공포증	261
좌골신경통	264

차 례

조회시간에 쓰러지는 어린이 · · · · · · · · · · · · · · · · 267
소화불량증 · 270
기미 · 화장독 · 여드름 · 272
변비와 치질 · 276
축농증 · 280
파킨슨씨병(수전증) · 283
치매(알츠하이머병) · 287

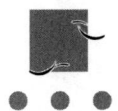

1. 건강불안시대

건강 불안시대

 우리는 지금 건강불안시대에 살고 있다. 중년층에서는 만나는 사람마다 인사의 첫마디가 '요새 건강이 어떠냐?'고 모임의 장소마다 건강문제가 화제의 중심이 되고 있다. 이로 보아도 건강은 우리들의 생활 속에서 가장 귀한 자산으로 부각되고 있고, 과거 어느 때보다도 초미의 관심사로서 그 긴요성을 점증시켜가는 세상이 되었다.

 항상 건강하게 보이던 사람이 어느 날 갑자기 중풍으로 쓰러져 반신불수의 몸이 되는가 하면 젊고 활기찬 생활을 하던 청년이 어느날 갑자기 직장에서 일을 하다가 졸도사 하는 사례를 자주 보고 듣는 상황에서 어느 누구도 건강에 관한 한 자신감을 가지고 살아가기가 어려울 것 같다.

 우리나라 중풍환자의 발생수가 세계 제일이라는 국제 뇌졸중학회의 발표가 있었거니와 여성개발원에서 농촌의 부녀자 2천 명을 대상으로 건강실태를 조사한 바로는 1천

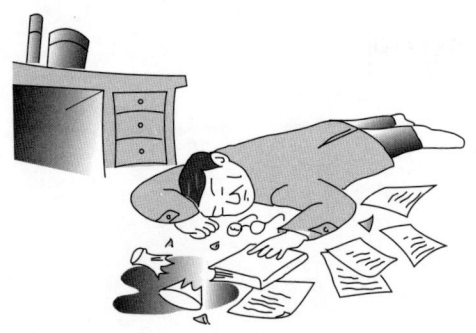

9백98명이 몸이 아픈 사람들이었고 아프지 않은 사람은 단 2명뿐이었다고 한다. 이러한 사실에서도 그렇고 필자가 직접 확인한 바 집집마다 환자 없는 농가가 없었던 것으로 보아 우리는 지금 국민개병(國民皆病)시대에서 건강불안증을 안고 살고 있다 해도 과언이 아니다.

전국 도처에 종합병원이 즐비하게 들어서고 의사·약사의 수도 엄청나게 늘어나고 있는데도 오히려 질병은 그 몇 배로 증가하고 있는 세상이니 이것이 어찌된 일인가.

게다가 대다수가 앓고 있는 질병들은 병원에서 못 고치는 것이 태반을 넘는다 하니 오늘을 살아가는 생활인은 대개가 건강불안증에 걸리지 않을 수 없다.

일본의 어느 유명한 의학박사 한 분은 현대병의 80%는 의사가 못 고치는 질병이라고 실토하면서 환자들은 치료비만 물쓰듯 낭비하고 있다는 양심선언을 하고 있었거니와 필자가 조사한 바에서도 어느 농가이든 환자 없는 집이 없어 농민들은 뼈빠지게 농사지어 번 돈의 태반을 병원에 갖다 바치고 있으면서도 아픈 것은 전혀 개선되지 않고 고통은 여전하다는 말들을 들었을 때 이대로는 안 되겠구나 하는 생각이 들었다.

농촌에 질병으로 고생하는 환자들이 이렇게 많다면 이는 복지농촌이라 할 수 없다. 질병없는 농촌, 농민들의 건강 불안을 불식시켜가는 특단의 정책적 배려가 시급히 있어야 할 때이다.

현대병의 80%는 못 고쳐…

 현대병의 80%는 의사가 못 고친다고 《뇌내혁명》의 저자 하루야마 시게오(春山茂雄) 박사는 그 책머리에서 밝혀놓았다.

 질병의 80%를 의사들이 못 고친다면 의사들의 체면을 크게 손상시킬 뿐 아니라 병원이나 의사들의 존재 가치조차 문제삼게 될 일이라 하지 않을 수 없다.

 우리는 몸에 병이 생기면 으레 병원을 찾는 것이 당연하고 또 병원에 가면 모든 질병이 치료가 되는 것으로 알고 있는 실정에서 질병의 80%를 병원에서 고치지 못한다 하면 믿어 줄 사람이 얼마나 될까.

 최근에 급격한 발병률을 보이고 있는 질병들을 열거해 보면 당뇨병을 비롯하여 고혈압 · 동맥경화 · 심근경색 · 협심증 · 관상동맥 · 뇌졸중 · 관절염 · 신경통 · 두통 · 편두통 · 어지럼증 · 무기력증 · 만성피로 · 알레르기성 피부질환·이명·목디스크·허리디스크·좌골신경통·간경변·각종 암·파킨슨병·치매·베체트병·간질병·우울증·과로사·돌연사 등이 대부분인데 이런 질병을 병원에서 고치지 못 한다는 것이 일반 상식으로 되어 있다.

그렇다면 하루야마 박사가 밝힌 80% 불치병설이란 허황된 것이 아닌 것이다.

옛날에는 몸에 병이 생겼을 때 병원에 가면 대개 치료가 가능했다. 그런데 현대병은 치료가 안 된다.

왜 그런가?

질병의 유형이 완전히 바뀌었기 때문이다. 질병의 종류는 대별하여 두 가지로 분류할 수 있다. 즉 전염성 질병과 비전염성 질병이 있는데 옛날의 질병은 대개가 전염성 질병이었으나 최근의 질병은 대부분이 비전염성 질병으로 바뀌었다.

전염성 질병은 페니실린이나 마이신 계통의 항생제로 대개 치료될 수 있지만 비전염성 질병은 그런 항생제를 투여하더라도 치료하기가 어려울 뿐 아니라, 현재로서는 비전염성 질병의 치료약이 개발되어 있지 않기 때문에 치료가 불가능한 것이다.

그럼에도 불구하고 환자들은 그래도 한가닥의 희망을 걸거나 어쩔 수 없이 병원을 찾아가게 되어 효과 없는 치료비만 쓰게 된다. 이런 현실에서 의사들은 현대의학의 한계성을 남모르게 한탄하고 있는 실정이다.

한방의학도 마찬가지이다. 한방의대에서 교수들한테 배운 의술을 가지고는 질병의 30%도 못 고친다는 어느 한의사의 고충을 들은 바 있으니 현대의학의 발분을 촉구할 뿐이다.

40대의 높은 사망률

우리나라 40대의 사망률이 일본의 3배요, 세계 최고 수준이라는 통계청의 발표가 있었다.

40대라면 인생 최고의 황금기로서 이제부터 멋진 인생을 살아갈 꿈과 희망이 절정에 달해 있어 이 연대의 활약상은 바로 국가발전의 원동력이 된다 해도 과언이 아니다. 따라서 40대에 요절한다는 것은 개인적인 면에서는 말할 것도 없거니와 사회적으로나 국가적으로 큰 손실이 아닐 수 없다. 때문에 40대의 사망원인의 규명과 그 대책을 적극 강구하여야 한다는 것은 국가적인 초미의 정책사안이 되어야 할 일이다.

그러함에도 40대의 사망원인에 대하여 이렇다 할 내용의 발표가 없고, 대책도 하나 나와 있지 않다. 일부 언론이 지적한 원인설명을 보면 과로사가 그 대부분이고 일부 스트레스의 집적, 성취욕 달성을 위한 체력 소모, 업무량

과다 또는 직장에 대한 불만 등이 거론되고 있다.

몇년 전 미국 프린스턴 대학의 인구학자인 골드만은 극동 지역 여러 나라의 연령별 사망률을 관찰 분석했는데 특히 한국에서의 40대 이후 남성의 사망률이 유난히 높은 점을 지적하고 이것이 서구의 성인 남성들의 사망 양상과 다른 점을 분석했다. 그의 분석에 따르면 극동 지역 여러 나라의 40대 이후 남성들의 경우 음주량과 흡연율이 많기 때문에 건강 장애가 클 것이라고 했던 것이다.

물론 우리나라 성인 남성의 음주량과 흡연율은 세계에서 수위를 차지하고 있는 게 현실이며 이로 인한 폐암이나 각종 호흡기 질환, 간경화증을 포함한 만성 간(肝)질환자의 발병률이 나날이 치솟아 오르고 있다.

또한 우리나라의 경우 급격한 산업화 과정에서 경쟁적 사회활동을 해야 하는 40대 이후 남성들에게 가해지는 여러 가지 정신적 스트레스와 운동부족, 과로 등이 과로사와 밀접한 관련을 맺고 있다는 가설이 정설로 받아들여지고 있는 게 지금의 추세이다.

결론부터 말하자면 이런 원인은 모두 엉터리 설명이다. 위의 설명대로 과로가 젊은 층, 특히 40대의 사망을 촉진한 원인이었다면 평소에 과로할 사람은 아무도 없다. 과로, 즉 사망이라는 공식이 성립된다면 죽음까지 무릅쓰고 과로하며 일할 사람이 있을 것 같지 않다.

지난 번 올림픽 경기에 출전했던 선수들을 보아도 짐작할 수 있는 일이다. 그 선수들이 출전할 때까지는 얼마나 많은 과로에 시달려 왔을 것인지는 설명을 하지 않아도 알 수 있다. 그들이 세계 최고 수준의 선수들과 게임을 벌이는 올림픽 경기에서 메달을 따려면 필사적인 훈련, 인간 체력의 한계에 도전하는 노력, 즉 육체적·정신적 과로가 없고서는 불가능한 일이다. 그러면서도 그들 중 과로로 숨졌다는 예를 이제까지 한 번도 보지 못 했다.

이렇게 볼 때 40대의 사망을 단순히 과로사로 치부해 버린다는 것은 크게 잘못된 일이다. 평소부터 가지고 있었던 질병의 발작이 아니고서는 과로사나 졸도사 따위는 발생되지 않는다.

과로사의 원인은 심장마비 아니면 뇌출혈이 대부분이다. 이런 질병은 모두 혈액이 탁해졌을 때 발작하는 것이라 혈액이 맑은 사람에게는 과로사나 졸도사는 좀체로 발생하지 않는다. 그러니까 40대의 사망률을 낮추려면 젊은이들의 혈액이 맑은 체질이 되도록 하여야 한다.

그러기 위해서는 평소부터 육류나 지방성 식품의 과다 섭취를 삼가는 것이 가장 현명한 길이다.

성인병의 정체

 근래에 우리는 '성인병'이란 말을 많이 쓰고 있다. 방송이나 신문, 잡지 또는 여러 건강교육 등에서 성인병의 예방과 치료법이란 제목을 달고 사용해 오고 있는 것이기에 성인병이 요즘 만연되고 있는 여러 가지 질병을 통틀어 지칭하는 병명인 듯이 인식되고 있다.

 성인병(成人病)을 글자 그대로 해석하자면 성인, 즉 어른들에게 생기는 병이라고 믿고 있으나 최근에는 어른들에게만 생겼던 당뇨병, 고혈압, 동맥경화, 뇌졸중, 신경통 등의 질병이 어린이들에게까지 발생되고 있으니 어린이들에게 생기는 이런 질병들을 성인병이라고 하기에는 이제 어색한 면이 없지 않게 되었다.

 성인병이란 원래 병명이 아니다. 1956년 일본의 후생성(우리의 보건복지부와 동일)에서 만들어 낸 행정용어인데 당시 일본에서 병원이 고치지 못 하는 질병들이 많아 이런 불치병·난치병들을 모아 통틀어 '성인병'이란 용어를 만들어 쓰기 시작하고부터 널리 사용하게 되었다. 우리나라 의학계에서도 이를 그대로 흉내내어 성인병을 일종의 병명처럼 사용하고 있다.

그러니까 성인병이란 병명이 아니고 불치병 또는 난치병이란 뜻으로 이해하여야 하나 현재 불치병, 난치병이 너무나 많이 나타나고 있기에 이런 질병들을 한데 묶어 무분별하게 성인병이란 명칭을 붙여 사용한다는 것은 크게 잘못된 일이다.

항간에 널리 알려진 질병들을 분석해 보면 대개 당뇨병을 비롯한 고혈압, 동맥경화, 뇌졸중, 심장질환, 간장, 신장 등의 질병을 지칭하는 듯한 인상인데 이런 질병들은 모두 순환기계통의 이상에서 나타나는 것이므로 성인병이라기보다는 순환기질병이라 하는 것이 타당하고 좀더 이해하기 쉽게 하자면 탁혈병(濁血病) 또는 고지혈병(高脂血病)이라 하는 것이 현실적이다.

그러므로 성인병이란 용어는 이제 현시대에 맞지 않는 구시대의 낡은 행정용어라 믿고 사용하지 않는 것이 지혜롭고 바람직한 일이다.

엉터리 진맥

오래 전 필자가 일에 시달려 몸이 몹시 쇠약했던 시절이 있었다.

주위 동료들의 주선으로 유명하다는 서울의 어느 중국인 한의사가 원장으로 있는 한의원으로 끌려가다시피 찾아갔다.

그 한의사의 진료실 벽에는 대만의 총통 사진과 표창장 그리고 유명기관으로부터 받은 감사장이 여러 개 걸려 있었고, 겉보기에 대단히 유명하고 권위있는 의사 같은 느낌으로 그분과 마주앉게 되었다.

나의 증상을 대충 듣고 손목을 잡아 진맥을 하고는 '기가 허하십니다' 라는 의사의 설명이 나왔다. '기가 허하다' 라는 말은 유명, 무명할 것 없이 공통적으로 나오는 한방의 진단결과인 듯싶었다.

유명한 한의사라 하니까 새로운 각도에서 진단된 결과

가 나오겠지 했던 나의 기대감은 어이없이 무너지고 말았다. 답답한 마음에 혈압은 어떠냐고 물으니까 정상이라 하기에 실망감은 더욱 컸다.

그래서 나는 혈압계가 있으면 재 달라고 부탁했다. 그런데 내 혈압을 재 보고는 바로 전까지 혈압이 정상이라고 하던 그 의사는 몹시 당황하는 모습이었다. 평소 나의 혈압은 현저히 낮은 편이었으니 그럴 수밖에 없었다.

어느 누구나 혈압은 건강의 기준이요, 진료수단의 ABC에 속하는 일이기에 아무리 미숙한 의사라 해도 혈압 정도에 오진이 있어서는 안 된다는 것이 일반인이 갖는 상식이다. 진맥의 결과대로 '기가 허하다' 하면 5장(간장·심장·비장·폐장·신장) 6부(담낭·소장·대장·위·방광·삼초)의 이상 유무를 완전히 파악한 소견임에 틀림이 없을 줄 안다.

그렇다면 혈압 정도는 당연히 알아맞춰야 할 일이다. 혈압도 못 맞추는 의사에게 병 치료를 하겠다는 것은 진정 어리석은 일이 아닐까 한다.

지금 양방에서는 건강진단을 하게 되면 MRI 촬영, CT, X-레이, 심전도, 내시경, 뇌파혈액검사, 조직검사 등 최첨단 과학기자재를 총동원하여도 상당히 높은 오진율이 나온다는 실정인데 진맥 하나 가지고 5장 6부를 꿰뚫어 결론을 낸다는 것은 무리일 뿐 아니라 상식적 판단으로도 엉터리일 수밖에 없다.

그 후 나는 어느 한의사가 쓴 책에서 진맥으로 건강진단을 한다는 것은 오진율이 70~80%가 된다는 글을 읽고 큰 충격을 받은 일이 있거니와 이렇게 되고 보니 그것이 거짓이 아닌 사실로 확인된 셈이다.

'기가 허하다면 어떻게 해야 치료가 되느냐?'고 질문을 하니 녹용을 한 재 먹으면 된다는 것이었다. 한방의 처방은 대개가 이런 식이다. 내 형편으로는 녹용을 먹기가 어렵다 하니까 대신 녹각을 먹으면 된다기에 뻔한 결과가 될 것이라는 생각이 들었지만 기왕에 찾아간 일이니 한의사가 시키는 대로 따르기는 하고 약을 받아들고 돌아왔다.

나는 이후 한방의 진맥은 고작 이런 수준인가 하며 허탈감에 빠지기도 하였거니와 그 한방의 진료실 밖에 걸려 있는 총통의 표창장이나 감사패는 이런 분들에게 수여되는 것인가 하는 생각이 들었다.

사실에 있어 그까짓 표창장이 문제되는 것이 아니라 그런 표창장을 미끼로 삼아 선량하고 순진한 환자들의 판단력을 흐리게 하거나 그 엉터리 의술을 믿고 빨려들어가게 하는 짓이 몹시 마땅치 않다는 생각이다. 이런 수준의 한의사에게 건강을 맡긴다는 것이 얼마나 위험하고 허무한 일인지 상상만 해도 아찔하다.

빗나간 의학연구

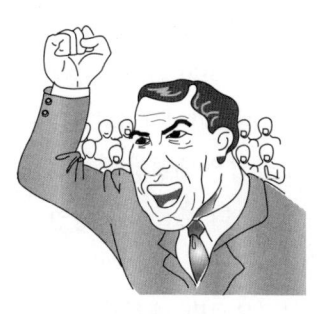

1971년 당시 미국의 닉슨 대통령은 미국에서 발생되고 있는 암을 정복하기 위해 10년간 매년 10억 불씩을 암 연구비로 투자하겠다고 선언하였다.

그러나 10년 후의 연구 결과는 신통치 않았고 그럼에도 불구하고 암 연구비는 계속 지출되어 1995년까지 25년간 총 250억 불을 쏟아부었다.

그래도 미국의 암 퇴치는 전혀 되지 않았고 오히려 암 발생률은 7%가 더 증가하여 사실상 암 연구는 헛돈만 쓴 결과가 되었다는 발표가 있었다.

그러니까 암 연구는 완전히 빗나가 버려 의학 연구의 방향 수정이 불가피하게 되었다 하며 그렇게 호언장담했던 대통령의 정책 의지도 허탕을 친 공약으로 끝났다는 비판의 소리도 있었다.

암 연구뿐 아니라 당뇨병, 고혈압, 동맥경화, 심근경색, 협심증, 뇌졸중, 두통, 편두통, 목디스크, 허리디스크, 무릎관절염, 아토피성 피부염, 치매, 파킨슨병, 간경변, 대상포진, 각종 신경통, 신부전 등 최근 흔히 발생되고 있는 질병들도 병원에서 못 고치기는 마찬가지의 실정에 와 있다. 사실상 질병이 발생했다 하면 누구나 병원을 찾게 되나 앞서 열거한 질병들은 전혀 고치지 못 하고 있는 실정이다.

왜 그런가? 앞서 미국의 발표대로 이제까지의 의학연구가 빗나가 있었기 때문이다. 보물섬은 태평양에 있는데 이를 대서양에만 가서 뒤지고 있었으니 보물섬을 영영 찾지 못하고 있는 격이다.

질병 연구를 지나치게 화학적으로만 해결하려 하니까 치료법의 발견을 못하고 있는 것이고 화학적으로 연구된 것만이 치료법으로 인정되고 있는 의료계의 생리에 변화가 없기 때문에 불치병 천지가 되어 있고 그들 질병으로 인해 수없이 많은 귀한 생명이 죽어가고 있는 실정인데도 속수무책의 결과를 낳고 있다.

인지로는 캐낼 수 없는 섬세성과 복잡하고 신비한 인체

의 생리적 기능을 인간이 만들어 낸 화학방정식으로 해결하는 식의 치료를 하려 드니 좀처럼 불치병들을 추방할 수 없다.

얼마 전에 나는 귀의 염증으로 이비인후과에 다니며 며칠 동안 치료를 받은 일이 있었다. 이때 그 의사의 부인이 매일 그 병원에 와 있기에 그 이유를 슬며시 물어보았더니 입안에 혓바늘이 돋아서 치료하기 위해 와 있다는 것이다.

그런데 의사의 얘기로는 아무리 해도 고쳐지지가 않는다며 혹시 민간요법으로 이 병을 고칠 수 있는 비법이 없느냐고 묻기에 홍삼엑기스를 입에 머금고 있으면 며칠 안에 완치가 될 것이라 알려 주었다. 그후 내가 알려 준 대로 홍삼 엑기스를 머금고 있었더니 그로부터 3일 만에 효과가 보이기 시작하여 일주일 만에 혓바늘이 사라졌다는 의사의 얘기를 들은 바 있다.

자연계에는 현재 불치병으로 간주되고 있는 질병을 치유시킬 수 있는 요소가 얼마든지 있다.

그러함에도 현대의학에서는 이쪽으로 눈과 생각을 돌려보려 하지 않고 있다. 그래서 병원도 많고 의사도 많으나 불치병이 활개를 치고 있다는 말이 난무하게 된 것이다. 빗나간 의학연구에만 매달리며 연구비만 낭비할 게 아니라 치병기술이나 의학연구의 방향을 시급히 돌려 볼 때가 왔다고 보는 것이다.

의과대학 교수들에 문제 있다

 모 의대 출신 의사가 나의 저서 《건강혁명》을 읽고 집에까지 찾아왔다. 그는 모교에서 의학박사 학위까지 받고 20여 년간 개업을 하고 있는 의사라고 자기소개를 하였다.

 그는 집을 찾기 전에 먼저 전화를 걸어왔는데 그때 내가 만날 생각이 없다고 거절을 했음에도 그는 현관문을 밀고 들어서면서 찾아온 이유를 설명했다. 개업의로 지낸 20여 년 동안 못 고치는 병이 허다했는데 《건강혁명》에 적혀 있는 대로 치료를 하니 불치병이 쉽게 치료가 되더라는 찬사와 함께 그 책에 실려 있는 PTM법을 더 배우고 싶다는 간절한 요청이었다.

 나는 그의 요청을 정중히 거절했다. PTM치료법은 황금알 같은 치료법이어서 아직은 다른 사람에게 전수해 줄 생각이 없다 하니까 은행계좌번호를 알려 달라는 것이었다. 얼마든지 요구하시는 대로 전수 비용을 드리겠다는 것이었으나 나는 '돈이 문제가 아니다' 하며 거절을 했다. 그러면서 의사가 못 고치는 병이 있느냐 물으니 현대병, 즉 성인병이라는 것은 전혀 치료가 안 된다는 것이고 사실상 의과대학에서 배운 것만으로 개업을 하다 보니 불치병에 봉착할 때마다 심각한 고민에 빠진다고 했다. 의과대학에서 배운 의술만 가지고는 해결이 안 된다며 하소연을 했다. 의사의 이런 불평은 미국에 가서도 들었다.

왜 의과대학에서는 치료가 안 되는 의술을 학생들에게 가르치고 있을까.

나는 젊어서 소화불량증으로 10여 년간을 고생하였다. 그간에 치료가 안 되어 여러 병원을 찾아다녔으나 병원마다 병명이 다르게 나왔다. 위확장, 만성위염, 위궤양 시초, 위하수, 위카타르, 신경성 위염 등이었다. 병은 하나인데 의사마다 병명이 다르니 의학지식이 없었던 나로서는 여섯 가지 병이 생겼으니 병 중에서도 중병이 아닌가 하여 큰 걱정을 했다.

왜 이렇게 한가지 병을 놓고 여러 가지 병으로 진단되었을까. 나는 끝내 병원에서 고치지를 못하고 내 스스로 위산과다 증상임을 알아내고 치료를 했더니 그로부터 10여 일 만에 속이 더부룩하고 답답하던 소화불량 증상이 사라지기에 이르렀다. 이 간단한 방법을 의과대학에서는 똑똑히 가르치지 못 하는 것 같다.

동의보감과 한의사

 한방의학에서는《동의보감》을 국보급에 속하는 귀중한 의서로 신봉하고 있다. 맹신적이라 할 정도이다. 이를 현대적으로 응용하여 텔레비전이나 라디오 프로그램에 소개한 바 있는 내용을 그대로 옮겨 놓은《TV 동의보감》이나《라디오동의보감》에서도 같은 소리를 하고 있어《동의보감》은 현대병 치료에 있어 유일무이한 종합 한방의서로 자리잡고 있다.

 《동의보감》은 조선조 14대 임금인 선조의 어의(御醫)로서 총애를 받았다는 허준(1546~1615) 선생이 약 10년간에 걸쳐 쓴 책이라고 소개되고 있다.

 이 책은 현재 우리나라 한방에서는 신주단지같이 신봉하여 어느 한의사든지 여기에 수록되어 있는 내용을 그대로 인용하여 약을 짓고 있고 환자들도《동의보감》에 의한 치료법이라면 무조건 믿는다. 이처럼《동의보감》은 만병통치의 원전으로 인식되어지고 있는 것 같다.

또 한의과대학의 교수들도 학생들에게 가르칠 때 《동의보감》을 주축으로 삼고 여기에 중국의 고전의서인 《황제내경》이나 《신농본초경》 《상한론》과 《천금요방》 등을 참고로 가르치고 있다고 한다. 그런 면에서 《동의보감》은 한의사들의 말과 같이 대단히 값진 의서라고 믿고 싶고 대접을 하고 싶은 것이다.

그런데 심각한 문제가 생겨났다. 어느 명석한 젊은 한의사가 내게 찾아와 그의 고충을 털어 놓으며 하소연을 하는 것이었다. 그는 한의대에서 교수들한테 배운 의술과 처방을 가지고 환자들을 치료하다 보니 치료가 안 되는 것이 80%요, 되는 것이 20%에 불과하여 지금은 환자들만 보면 겁이 나고 무섭다는 것이다. 의사가 환자를 보면 기쁨보다 겁이 난다면 그 의사는 자격을 상실한 것과 다를 바 없다. 그래서 이 의사는 고민 끝에 간판을 내리고 폐업을 해야 할 형편에 와 있다는 것이다.

그렇다면 한의대 교수들은 왜 그렇게 불치 의술을 가르치고 있는 것일까? 교수인들 별 수 있나. 《동의보감》을 신봉하고 그대로 가르친 것인 바에야……

《동의보감》을 살펴보면 소화기 질환에서부터 순환기 질환, 피부과 질환, 호흡기 질환, 신경계 질환, 이비인후과 질환, 신경성 질환, 비뇨·생식기 질환, 부인과 질환, 소아과 질환, 치과, 안과, 기타 등 종합적인 치료술이 망라 수록되어 있다. 한마디로 엄청난 분량이다.

《동의보감》의 내용대로 그 수많은 질병을 다 고칠 수만 있다면 얼마나 자랑스럽고 다행한 일이겠는가.

그런데 여기서 챙겨 보아야 할 것은 이런 숱한 질병을 의사 한 사람이 몽땅 해결할 수는 없는 것이기에 전문의라는 제도를 만들어 일생을 그 전문 분야 한 가지만을 담당하도록 하는 것이 과학시대를 살아가는 오늘의 실상이다. 의사 혼자서는 만병통치의 의술을 통달하기란 절대 불가능하기 때문이다. 그런데 허준 선생은 《동의보감》에서 보는 바와 같이 만병통치의 의술을 펴냈다.

맞는 일이 될는지 아닌지는 독자들이 판단할 일이지만 현재 우리나라에는 여러 군데의 한의과 대학이 있어 한의과 교수들이 엄청나게 포진하고 그들 대학에서 배출한 한의사만도 엄청난 숫자인데 그 의사들이 모두가 《동의보감》을 의술의 원전이라 믿고 있는 바 이들을 몽땅 합해도 허준 선생 한분을 당해내지 못한다는 것이 아닐까.

이 개명한 과학의 시대에 또 새로운 질병이 허다하게 쏟아져 나온 이 시점에 500년 전에 지어 놓은 책에만 의지하며 또 더 이상 발전도 못 시켜온 상태에서 《동의보감》을 그들의 생명줄 처럼 여기고 신봉하고 있으니 불치병 80% 수준의 세상을 만들어 놓고 있는 것이 아닐까.

《동의보감》이 만능일 수는 없다. 오늘날과 같은 첨단 과학문명이 지배하는 세상에서 어제의 기술이 내일이면 휴지조각이 되는 경우가 허다한데 유독《동의보감》만은 500년이 지난 오늘날에도 한방의술을 지배하고 군림하고 있다는 것이 너무나 고루하고 이상한 일이 아닌가.
　한방의술은《동의보감》에만 매달리지 말고 그것을 밑천으로 하여 획기적인 의술을 연구 발전시켜 국민의 건강을 보장해 나가야 할 때이다. 새로운 연구 없이《동의보감》이나 중국의 고전 의서만을 울궈먹는 시대는 막을 내려야 할 때이다. '불치병 천국'이라는 오명을 씻기 위해서라도 그러할 때이다.

어느 한의사의 양심선언

 명석하게 생긴 젊은 어느 한의사 한분을 만났다. 그는 한의과대학을 나와 10년째 한의원을 개업하고 있다는 자기 소개를 하면서 나의 저서 《건강혁명》을 읽고 감명을 받았다며 그 속에 담겨져 있는 PTM법을 가르쳐 달라고 부탁했다.

 의과대학에서 교수들한테 배운 의술을 가지고 시술을 해 보니 치료율이 절반은커녕 3분의 1 수준에도 못 미치니 이러다가는 한의원 간판을 내려야 할 상황이라 했다.

 '의과대학에서 가르치는 것은 몽땅 검증이 완료된 것일 텐데 무슨 소리냐?'고 물었더니 옛날 고전의서에 나와 있는 것들을 원리로 가르치고 있으니 교수들 입장에서 새삼스럽게 그런 검증 여부를 따진다는 것은 한의술을 무시하는 처사라 하여 호통맞게 될 일이라 했다.

 그래서 양의쪽에서는 한방을 향하여 검증도 안 된 비과

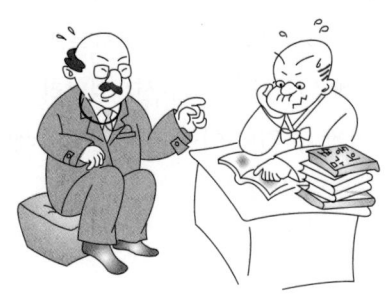

학적인 의술이라 무시를 해 버리고 있는 것은 아닐까.

젊은 한의사 얘기로는 최근 권위자라고 하는 의사라도 30%밖에 치료가 안 되니 환자들이 너무 속고 있다는 말까지 곁들이며 3000년 전의 치료법을 그대로 가르치고 있으니 치료가 될 일인가 하는 것이 그의 불평이다.

사정이 이럴진대 한의대에서는 엘리트 학생들을 뽑아다가 몽땅 바보를 만들고 있는 현실이라 하며 통탄을 한다.

그러면서 더 높은 한의술을 배우러 중국에까지 가서 만나기 어렵다는 중의대(중국 한의대) 내과 과장을 만나 의술을 배워 보았으나 헛수고만 하고 돌아왔다는 것이다. 사실상 중의대 내과 과장이면 대단한 권위자 대접을 받고 있는 분이라 하는데도 결과는 이런 꼴이 되었다 한다.

또 이 한의사는 환자가 왔을 때 진맥을 전혀 하지 않는다고 한다. 진맥으로 오장육부 전체를 진단해 낸다는 것은 전혀 불가능한 일이라는 양심선언이었다.

그러면서도 진맥을 하고 있는 한의사들은 환자들이 그런 진맥이라도 해주지 않으면 거꾸로 엉터리 한의사 취급을 하게 되니 어쩔 수 없이 이런 가짜 진맥이라도 해 주는 척하지 않을 수 없다고 한다.

치매 노인을 위한 요양소인가, 아니면…

 얼마 전 보건복지부에서는 노인복지 정책의 일환으로 각 지역마다 치매병 환자 요양소를 신설하여 치매병으로 고생하는 노인들의 건강증진을 도모하겠다고 발표한 적이 있었다.

 국민의 건강관리 문제를 책임지고 있는 복지부로서는 앞으로 고령화사회에 대처하기 위하여 노인 우대책에 눈을 돌렸다는 데 이의를 달 사람은 아무도 없을 것이다. 오히려 지당한 정책목표라고 큰 박수를 받을 일이다.

 더욱이 치매로 고생하는 노인의 수가 매년 증가일로에 있음은 우리나라뿐이 아니고 세계가 공통적으로 당면하고 있는 고민거리가 되고 있는 실정이나 잘하는 일이 될 것 같다.

 미국·유럽 등에서는 이미 수십 년 전부터 치매가 사회적인 문제로까지 확대되어 원인·치료 등을 위한 연구에

막대한 연구비를 쏟아붓고 있다 한다.

그리고 평균 수명이 급격히 불어난 우리나라 역시 노인 인구가 급증 추세에 있는 데 반해 이들 치매 환자들을 돌봐줄 사람은 핵가족화, 산아제한 등으로 오히려 줄고 있어 심각한 사회·보건 문제로 대두되기 시작했다.

치매 질환은 대뇌피질이 수축되고 뇌 속에 비정상적인 신경섬유 다발이 생기며 아밀로이드라는 폴리펩티드 물질이 축적되어 생기는 것으로 아직까지는 정확한 원인과 발병 메커니즘이 밝혀지지 않은 불치병으로 알려지고 있다.

흔히 65세 이상의 노인에게 잘 생겨 우리나라에서는 노망(老妄:노인성 치매)으로 불렸던 이 질환은 이제 30대에서 발병되기도 하는데 발견자인 독일의 정신과 의사인 알츠하이머의 이름을 따서 '알츠하이머병'이라고도 부른다.

이 질환에 걸리면 기억력 상실 등의 증세가 생겨 마치 어린아이처럼 행동하고 자신이 한 행위나 말을 전혀 기억하지 못하며 손을 떠는 등 심각한 이상 증세를 보인다.

그러므로 이들 환자를 곁에서 제대로 돌봐주지 못하면 각종 안전사고 등으로 목숨을 잃기도 한다. 미국의 경우 65세 이상의 노인 중 10% 정도가 치매 질환을 앓고 있다고 하며 다른 나라의 경우에도 이와 비슷한 환자 비율을 보이고 있을 것이라 추정된다.

이때에 우리의 보건복지부가 세계 어느 나라보다 먼저

앞장서서 치매병 환자요양소를 신설 운영하겠다는 것은 외견상으로는 그럴듯한 정책으로 칭찬받을 일이다. 그러나 치매병 환자가 매년 증가만 되고 있지 줄지 않고 있다는 것은 그 발병 원인조차 몰라 현대의술로는 해결할 수 없는 질병이 되어 있기 때문이다.

미국의 대통령을 지낸 레이건이 치매로 측근까지 알아보지 못할 정도의 심각한 상태에 빠져 있다는 사실은 치매병이 현재로서는 발달된 의학으로도 치료할 수 없는 불치병이라는 것을 웅변하고 있다. 발병 원인을 모르면 치료가 불가능하다는 것은 당연한 원리인 것이다.

그런데 이와 같은 치매 환자를 위하여 각 지역마다 요양소를 설치하겠다는 것은 치매병 노인들의 질병을 고쳐 주려는 뜻인지 아니면 일반 가정에서의 치매병 노인와 간병 수고를 덜어 주기 위한 시책인지 선뜻 이해가 가지 않는다.

치매병을 고칠 수 있는 의술이 아직 개발되어 있지 않은 단계에서 치매병 요양소를 설치 운영하게 된다면 이는 요양소라기보다 치매병 환자의 수용소가 되지 않을까 걱정이 된다. 만일 요양소가 아닌 수용소 격이 된다면 이는 치매노인의 낙원이 아니라 지옥이 될 우려가 크다 할 것이다.

이렇게 되면 시설비와 그 운영비, 그리고 그에 따른 담당공무원들의 증원과 늘어나는 벼슬자리에 소요되는 예산 낭비가 엄청날 일이 아닐까. 그렇다면 그런 장밋빛 시책보다는 치매병의 원인 규명과 치료 방법의 연구가 선행되어야 하는 것이 급선무요 순리가 아닌가 하는 노파심에서 한 마디를 남겨 본다.

빗나간 감기 치료법

생후 6개월 된 손자가 심한 감기에 걸려 있다는 연락이 왔다. 급히 가 보니 체온이 38.5도까지 올라가 몸이 그야말로 불덩이였다. 어린 손자가 아파서 울지도 못하는 모습을 보고 가슴이 너무 아팠다.

그런데 병원에서는 열을 식힐 목적으로 손자의 머리에 차가운 물수건을 대고 입에는 냉수젖꼭지를 물리고 있었다.

몇 년 전에 또 다른 손자가 독감에 걸려 모 대학병원에 입원을 한 일이 있었는데 그때도 비슷한 냉기요법으로 체온을 식히는 치료를 하고 있는 것을 보고 깜짝 놀란 적이 있다.

여기서 보듯 감기에 의한 고열은 이와 같은 냉수 또는 냉기찜질이 현대의학의 기본치료법이라는 의사의 설명을 들었다.

감기에 냉기를 접촉시키면 감기가 더 심해진다는 나의

반론에 젊은 담당의사는 발칵 화를 내는 것이었다.

실제 감기에 의한 높은 체온은 이런 식으로 치료를 해서는 안 된다. 감기열을 이런 식으로 치료한다는 것은 말 못하는 어린이에게는 엄청난 고문행위가 된다 해도 과언이 아니다.

감기열은 냉온치료가 아닌 고온치료를 해야 하는 것이다. 그래서 옛날부터 이열치열이란 말이 있어왔고 그 처방의 하나로 뜨거운 콩나물국에 고춧가루를 타서 먹고 뜨끈뜨끈한 아랫목에서 두꺼운 이불을 덮어쓰고 땀을 흘리도록 권유를 해왔다.

가끔 찾아드는 나의 감기도 이런 식으로 하여 여러 번 치료해 온 덕분으로 우리의 전통적인 이열치열법은 대단히 현명한 감기치료법이라고 생각한다.

감기열은 체온이 높아지는데도 땀 한방울 나지 않고 오히려 춥고 오한이 생겨 전신이 떨리게 된다. 여기에 냉기를 가져다 댄다는 것은 큰 잘못이다.

식중독, 폐렴, 디프테리아, 홍역, 뇌염, 성홍열과 같은 고열병에 냉기찜질이 효과적이라 해서 감기열에도 똑같이 얼음찜질 등으로 체온을 내리려 한다는 것은 이치를 완전히 모르는 치료법이다.

감기 바이러스는 제일 먼저 뇌 속에 침입하여 독소를 뿜어 체온을 섭씨 33도 가량으로 내려가게 한다. 바이러스

자체의 최적 번식온도인 33도로 맞추어 놓기 위해서이다. 감기에 오한이 나고 떨리는 것이 바로 이 때문이다.

  인체의 자율신경은 체온이 내려가면 원상 회복을 위하여 안간힘을 쓰게 되어 체온이 상승된다. 따라서 바이러스의 번식을 억제 추방하려면 몸을 뜨겁게 해주는 것이 선결문제이다. 이 원리를 모르고 감기에 냉기찜질을 한다는 것은 큰 잘못이다.

식생활 개선의 폐단

 사람은 안 먹고는 생명을 유지할 수 없다.
 그러나 잘못 먹는 식습관이 오랫동안 계속되면 그 부적절한 식습관 때문에 명을 단축하는 결과를 초래하는 경우도 있다.
 열대인들이 먹는 음식을 에스키모가 먹으면 생명을 유지할 수 없고 에스키모가 먹는 날고기는 열대지방에 갖다 놓으면 곧 부패되어 음식은 커녕 생명을 빼앗는 극약이 된다. 장소와 위치는 바뀌지 않고 음식만 바꾼다면 인체는 그 음식에 적응하지 못 한다는 뜻이다.
 일본인에게 발생률이 높은 위암이 하와이로 이민간 2세에게는 거의 발병되지 않았다. 암의 원인인 불에 그을린 탄 단백질, 생선구이를 먹지 않는 습관이 붙었기 때문이라는 것이 정설이다.
 이와 같이 식생활은 바로 건강과 직결된다는 이론이 상

식화된 지 오래이다. 그래서 건강하려면 누구나 탄수화물, 단백질, 지방질, 비타민, 무기염류 등 5대 영양소의 균형식을 거론하게 되었고 여기서 다시 칼로리 중심의 영양학으로 발전되어 왔다는 것은 이미 널리 알려져 있는 내용이다.

이와 같은 칼로리 중심의 영양학은 식품공학이나 식품영양학의 주류를 이룬 가운데 어른 한사람의 1일 영양분의 섭취량은 2,400~3,000칼로리로 표준화하고 이 수준을 섭취하여야 정상적인 활동을 할 수 있다고 설명한다.

칼로리 중심의 영양학은 본래 독일의 식품영양학자 류브너 박사가 1930년대 연구발표하여 세계적인 영양학자들의 찬사를 받아 영양학의 주축으로 삼은 것으로 알려지고 있다.

이 학설을 가장 먼저 국가 식량정책으로 채택한 정치인이 독일의 히틀러였다. 그는 주식인 감자밭을 갈아 엎어 목초지로 개간하여 그곳에 목장을 만들어 우선은 독일 군인들에게 육류 등 동물성 식품을 공급하였다. 이때 독일 군인들은 우리 총통 최고라는 찬사 속에 히틀러에 대한 충성심이 더욱 높아졌다.

주식인 감자 대신에 고기, 계란, 우유 등이 주식으로 공급되자 그 군인들의 체위가 향상되고 살이 오르게 되었다.

그런 것이 몇 년 후에는 비만 체질화되어 당뇨병, 고혈압 환자가 속출하게 되었다. 이런 체질을 가지고 당시 연합군과 싸워 이길 수가 없었고 결국은 병정들의 전의 상실로 패망하지 않을 수 없게 되었다.

이것을 후세의 사가들은 독일을 망친 것은 히틀러가 아니라 식품영양학자인 류브너 박사였다는 기록을 남겨 놓고 있다.

우리나라에서도 과거에는 칼로리 중심의 영양학이 대단히 인기를 끌어 국민체질 향상에 크게 기여를 해왔다.

그러나 70년대에 들어서면서부터 경제적 수준이 향상되자 육류, 계란, 우유 등 동물성 식품의 과다섭취가 통상적인 식생활 문제로 정착이 되어 국민 개개인의 체중이 급격히 늘어나게 되었다. 잘먹는 것이 건강이요, 장수의 비결이며, 정력 강장의 원천이라며 동물성 식품의 소비량은 엄청나게 늘어갔다. 그 결과는 식생활 개악으로 나타나 당뇨병, 고혈압, 동맥경화, 심장병, 뇌졸중 등 불치병 천국이 되었고 40대 사망률이 세계 최고라는 오명을 쓰고 말았다. 식생활 개선과 칼로리 중심의 영양학의 폐단이다.

이제부터의 식생활은 그런 폐단을 추방하고 주채종육식(主菜從肉食)으로 새롭게 개선해 나가야 할 때이다.

3맹(三盲)이 되고 있는 보건복지부

우리나라의 당뇨병 환자가 국민 전체의 10%선에 육박해 있다는 Y의대 당뇨병전문의의 발표가 있었는가 하면 우리의 뇌졸중 환자 발생률이 세계 최고요 40대 사망률 또한 세계 최고라는 통계를 보더라도 우리나라는 불치병 강국 수준에 와 있다고 본다.

대다수의 국민이 건강불안에 시달리고 건강에 대한 자신을 잃고 있다면 이는 복지국가로서의 면모를 상실하고 있는 것이나 다를 바 없다.

불치병이 많으니 의사들을 양산하고 종합병원을 줄지어 세우면 될 것이라는 해법을 내세울 수도 있겠으나 현재와 같이 병원에서 못 고치는 질병 천지가 되고 있다면 국민의 호주머니만 털어 병원에 갖다 주면서 환자는 헤아릴 수 없이 늘어만 가는 보건복지정책의 결과가 될 터이니 이래도 보건복지부는 책임을 다하고 있다고 떳떳한 소리를 칠 수 있겠는가 하는 것이다.

지금 의사나 병원에서 못 고치는 질병을 민간요법이나 자연요법으로 완전 치료가 가능한 것이 수두룩한데 보건복지부는 들은 척, 못 본 척 입만 다물고 있으면서 3맹(三盲:귀머거리, 장님, 벙어리) 구실을 재치있게 잘 추스려가고 있다.

자연요법이나 민간요법 얘기만 나오면 공인기관의 검증이 안 된 것이라는 핑계, 즉 의사들의 대변인 역할만을 충실하게 잘하면서 의사들의 권위나 밥그릇만을 철저히 잘 지켜내고 있다.

우리 속담에 '개똥도 먹고 나으면 약이다' 하는 명언을 전혀 무시한 채 국민의 건강은 안중에 두지도 않고 국민이 내는 세금으로 꼬박꼬박 월급만 챙기고 앉아 있는 분들이 태반이 아닌가 한다.

보건복지부는 이름 그 자체가 국민의 보건과 건강, 그리고 복지생활을 책임지고 영위하게 하는 국가기관임은 설명을 안 해도 알 수 있는 일이나 자세히 알고 보면 그런 일과는 무관한 아니 무책임한 존재인 것 같이 느껴진다.

그렇게 많은 국민들이 불치병으로 고통을 받고 있거나 그런 질병으로 세상을 뜨거나 하는 위급한 사태라면 효과 있고 민간요법이든 자연요법이든 간에 이를 귀담아 듣고 수집하여 보건연구원이나 대학병원 연구실에서 사실 여부를 확인 검증 연구하여 하루 속히 건강불안에 떨고 있는 국민의 생명을 보호하게 하는 것이 본분이 아닌가 하는 것이다. 그저 쉬운 일을 하기 싫거나 할 수 있는 능력이 없다면 보건복지부라는 간판을 내려야 할 것으로 본다.

3맹 역할만이 능사가 아니라 다급한 국민건강을 면밀히 관찰한다면 그렇게 몸사리고 있을 때가 아니다.

국제사회의 치열한 경쟁무대에서 일등하는 국민이 되게 하자면 불치병을 달고 출전시킬 수는 없다. 그런 꼬리표를 달고 나간다면 꼴찌는 맡아놓은 결과일 뿐이다.

이제라도 병들어 고통을 받고 있는 대다수 국민의 눈물과 건강실태를 신속히 관찰·분석·대처해 나가야 할 때이다.

빗나간 우울증 대책론

최근 모일간지에 의과대학 교수들이 쓴 우울증 극복과 치료법에 관한 특집기사가 번갈아 실려 나왔다. J의과대학 어느 정신과 교수가 쓴 주부들의 우울증 퇴치법에는 가족의 공감, 즉 남편의 사랑이 약이라 했고 또 다른 Y의대의 어느 체육생리학 교수는 운동이 우울증 극복의 최상의 방법이라 주장하고 있다.

실상 우울증 환자들에게 이런 식의 치료법이 최상의 것이라 설명해 보면 한마디로 퇴짜를 놓는다.

우울증에 걸려 있는 환자들은 그 가슴 답답함을 비롯하여 가슴이 조여들거나 심하면 면도칼로 가슴을 도려내는 통증과 함께 부정맥 증상이 나타나기도 하고 대인공포증으로 사람들과의 접촉을 기피하며 가족들에게도 심한 짜증을 부린다.

여성의 경우는 남편도 미워지고, 남자의 경우는 아내도

싫고 의욕상실증으로 직장이고 일자리도 모두 팽개쳐 버리는 상태가 되어 결국은 자살심리까지 발동되는 심각한 지경에 이르기도 한다.

이런 환자를 다스리거나 고쳐 주기 위하여 가족들은 온갖 방법을 다함은 물론 본인 스스로도 이 병원 저 병원을 찾아다니며 진단과 치료를 받아보아도 별 효과가 없어 그저 죽지 못해 살고 있다는 심각한 소리를 하는 경우가 허다하다.

이런 환자에게 가족의 사랑이 최고의 보약이라든가, 또는 운동이 우울증 극복의 최상이라 한다면 이를 믿고 따라 줄 사람이 얼마나 될까?

만일 그런 식의 치료법으로 우울증이 고쳐진다면 이 세상에 우울증 환자가 그리 많을 수가 없겠고 수많은 대학병원이나 종합병원에서 우울증 환자들을 고치지 못하고 그대로 돌려보낼 일도 없는 것이다. 우울증 문제가 그리 간단히 해결될 수만 있다면 신문에 특별기사로 다루어질 필요도 또 신문사도 그런 것을 의과대학 교수들에게 특별히 부탁하여 신문의 첫머리에 찍어낼 필요도 없는 것이다.

그러므로 의과대학 교수들이 써낸 우울증 치료법은 모두 빗나간 엉터리 소리에 불과한 것이다.

의과대학에서 의대생들에게 이런 이론을 가르치고 있으니 그런 대학을 졸업한 의사들이 치료를 못하고 있다는 것은 너무나 당연한 일이다.

나는 이번에 브라질 교민회의 초청으로 건강관리 강의차 브라질을 다녀왔는데 그곳에서 우울증 환자를 만나 완전하게 치료를 해 주고 돌아왔다.

브라질 교민들은 이국만리 낯선 땅에서 열심히 일하며 살다 보니 많은 스트레스를 받게 되어 이런 우울증 환자가 많다는 설명을 듣기도 하였다.

브라질은 우리나라보다도 의술이 고도로 발달되어 있으면서도 우울증을 고치지 못하고 있는 실정이라 하였다. 그런 우울증을 단기간내에 고쳐 주게 되었으니 교민사회가 놀라게 된 것이다.

우울증의 치료는 스트레스나 사랑의 결핍 또는 운동부족에 의한 세라토닌과 에피네피린 및 엔돌핀 부족이 원인이 아니고 뇌혈관문의 이상에 문제가 있는 것이다.

이 원리를 모르면 MRI, CT, X-레이, 뇌파검사, 심전도검사기 등 최첨단 의료기기를 총동원 해도 그 원인을 찾을 수 없게 되어 빗나간 소리만 되풀이하게 된다.

방송의 거짓말

1998년 10월 1일 모방송의 저녁 8시 뉴스 시간에 중풍 (뇌졸중) 얘기가 보도되어 나왔다. 'IMF 이후 스트레스가 겹쳐 20~30대 연령층의 중풍 환자 발생수가 그 이전보다 20~30% 증가되었고, 이는 당뇨병의 합병증으로 나타나기도 한다.'는 내용이었다.

공신력이 있는 방송이니 이런 사실을 안 믿을 시청자가 없을 것 같고 방송국 자체에서도 건강에 관한 전문 PD나 기자가 없으니 의학계가 발표한 내용을 전폭적으로 신뢰하고 이런 방송을 특종거리로 채택하여 방송하게 된 것이다. 모방송 자체도 그런 거짓말에 말려들어 본의 아닌 거짓말방송국이란 비판을 받게 된다.

그러나 우리나라 20~30대의 청년층의 중풍환자가 늘어났다는 사실에 거짓말이 있다는 것이 아니고 '스트레스의 집적이 중풍병 발생률을 증가시키고 있다.'는 사실과

'중풍은 당뇨병의 합병증으로 나타난다.'는 대목에 거짓말이 담겨져 있다는 것이다.

얼마 전에 국제뇌졸중학회가 서울에서 개최되었을 때 그 학회장인 독일인 교수가 서울에 와서 세계에서 뇌졸중 환자 발생률이 가장 많은 나라가 한국이라는 발표를 한 바도 있고 모방송의 발표대로 뇌졸중환자가 늘어나고 있다는 사실 보도도 그렇거니와 원래 뇌졸중은 노인성 질환으로 알려져 왔는데 이 근래에는 초등학교 어린이에게까지도 이런 질병이 엄습하고 있으니 심각한 일이라 하지 않을 수 없다.

이런 질병이 방송 내용대로 스트레스에 의한 것이라 한다면 그런 어린이들에게 무슨 스트레스가 그리 많이 쌓여 중풍에 걸리게 되는 것이며 또 어느 한의사의 말대로 우리 국민을 스트레스가 없는 사람이 없다고 할 때 모두가 중풍 환자가 되어야 할 판국이 아닐까. 왜 하필이면 한국 사람이 세계에서 가장 스트레스를 많이 받는 나라라고 판단하고 있는 것이며, 또 IMF의 지배를 받고 있는 나라는 몽땅 그 스트레스에 의하여 중풍 환자 사태가 되고 있어야 하는 것일까.

또 당뇨병의 합병증으로 중풍병이 나타나기도 한다는 방송 내용도 엉터리이다. 당뇨병에는 합병증이란 것이 거의 없다. 합병증이 아니고 병발증인 것이다. 합병증이란 당뇨병 기질과는 전혀 다른 질병이 겹쳐 있을 때 이것을 합병증이라 하는 것이지 당뇨병과 병발증조차 구분 못 하는 건강상식을 가지고 방송을 해댄다는 것은 방송의 수준이 그것밖에 안 된다는 것을 스스로 폭로하고 있는 격이다. 우리의 방송들은 건강에 관한 한 모두가 이런 수준을 못 벗어나고 있으니 한심한 일이다.

원래 뇌졸중, 즉 중풍은 순환기 계통의 질병으로 분류하고 있어 하루 24시간 쉴새없이 우리 몸을 순환하고 있는 혈액에 큰 문제가 있어 발생하는 무서운 질병이다. 한번 발병하면 죽는 날까지 회복이 불가능한 질병이니 불치병이 아닐 수 없다.

나의 친구 부인이 당뇨병 치료차 모병원에 입원을 했으나 입원 2개월 만에 중풍이 발생했다. 병원에서는 왜 그 중풍을 막지 못했을까. 중풍을 당뇨병의 합병증이라 판단하고 있었으니 이런 질병에 걸리지 않을 수 없었던 것이다. 중풍이 당뇨병의 병발증이라 믿었다면 당뇨병 치료중에 발병한 중풍은 확실히 예방할 수 있는 일이었다.

어느 연극배우의 죽음

　연전에 TV 드라마 '제3공화국'에서 박정희 전대통령역으로 잘 알려진 연극배우 L씨가 Y의대 병원에서 입원 중 심장마비로 별세했다는 보도가 있었다.
　향년 60세라니까 한참 활동하여야 할 시기에 많은 팬들의 뇌리에 애석함을 새겨놓고 떠나버렸으니 아쉽기만 하다. 그런 나이에 병이 생겨 병원에 입원을 했다면 꼭 살려놓았어야 할 텐데 그렇지 못한 것이 원망스럽기만 하다. 현대의학은 심장병 앞에서는 꼼짝 못하고 있으니 별 수 없다.
　그러기에 호주의 멜버른 대학의 심장병 전문의(교수)가 심장병 강의차 비행기를 타고 출장을 가다가 심장마비로 급사했다는 것도 그럴 수밖에 없었을 것이고 그런 실정에서 우리나라 연극배우의 심장병이야 더욱 해결할 방법이 없었을 것임은 뻔한 일이 아니었을까.
　이같은 치명적인 심장마비의 원인을 물어보면 대개 과

로·스트레스·운동부족, 술·담배를 들고 있다. 그러나 이런 원인설명은 완전히 빗나간 헛소리에 불과한 것이다.

만일 과로가 심장마비의 원인이라면 나도 벌써 심장병 환자가 되어 있어야 할 일이다. 나의 공직생활 동안 1년 365일 중 360일은 사무실에 나가 일을 하면서 그 무더운 삼복 더위에 선풍기도 없는 시절 땀에 젖어 엉덩이는 땀띠로 범벅이 되고 겨울철 엄동설한에도 난로불도 없이 파카를 둘러쓰고 일을 해냈다.

우리나라 1인당 국민소득 80달러의 빈곤상태를 타파하기 위해서 더위나 추위에 신경쓸 겨를도 없이 일을 하며 뛰고 또 뛰어왔다. 일에 신이 들려버렸으니 더위, 추위, 과로 따위는 나와는 무관한 상황이었으니 과로로 따진다면 당시 미국의 대통령보다도 바쁜 공직자라는 비웃음을 사기도 했다.

그래도 공무원 신체검사에서 심장에 이상이 있다거나 심장마비의 위험이 있다는 얘기는 한번 들어보지 않고 강심장의 건강체질로 일에 몰두하여왔던 것이다. 또 과로가 심장마비의 원인이라면 마라톤 선수를 비롯한 국가대표 운동선수들은 하나도 살아남을 사람이 없을 것이다.

운동선수들은 과로(지속적인 맹훈련) 없이는 그런 수준까지 이르지 못한다. 그런 선수들이 운동장에서 심장마비로 죽었다는 사례는 한 건도 나와 있지 않다. 또 그런 과로가 심장마비의 원인이 된다 한다면 국가대표선수되려고 노력하는 젊은이가 있을 리 만무할 것이고 누가 나라를 위하여 과로하며 열심히 일을 할 것인가.

스트레스도 마찬가지이다. 현대병의 90%는 스트레스에 의한다는 말이 유행어처럼 되어 있다. 그래서 스트레스를 받으면 당뇨병을 비롯한 고혈압, 동맥경화, 심근경색, 협심증, 관상동맥, 뇌졸중, 두통, 편두통, 어지럼증, 만성피로와 무기력증, 우울증, 치매, 신경통, 관절염, 소화불량, 변비 등의 불치병에 걸리게 된다는 이론을 펼치고 있는 의사들이나 건강론자들이 수두룩하다.

스트레스가 만병의 원인이라면 스트레스 안 받는 이가 없다는 요즈음 세상에 불치병 환자가 아닌 사람이 어디 있을까.

사실상 스트레스를 가장 많이 받고 있는 사람은 빚독촉을 받고 있는 사람이나 부도내고 도망다니는 사업가, 또는 범죄를 저질러 쫓기며 살고 있는 사람, 최근의 IMF사태에 의하여 퇴출당한 실직자들이라 할 수 있는데 이와 같이 마음이 편치 않은 사람들은 모두 불치병에 걸리거나 심장마비의 위험성이 있어야 할 일이다. 그러니까 스트레스를 이런 불치병과 연계하여 설명을 한다는 것은 자신의 건강무식을 공개하는 꼴이 되는 것이다.

운동부족도 마찬가지로 심장마비의 원인이 될 수 없다.

운동부족이 심장마비의 원인이 된다면 하루 종일 책상 앞에 앉아 공부만 하는 고시준비생이나 교통사고 등으로 몇 개월씩 병원에 입원해서 꼼짝없이 누워 있는 분들도 모두가 심장마비의 대상이 되어야 하지 않을까.

술·담배도 똑같이 심장마비의 원인이 되지 않는다. 다만 술을 너무 좋아하는 사람들은 이런 위험에 빠질 수도 있다. 술에는 고급안주가 뒤따르기 때문이다. 심장마비는 그 원인이 동물성 식품의 과다섭취로 체질이 고지혈증에 걸려 있고 혈액이 탁하고 심장의 모세혈관에 기름기가 끼어 그 직경이 좁아져 혈액순환 장애를 받고 있기 때문이다.

그러니까 이런 질병에 걸리지 않게 하기 위해서는 평소에 동물성 식품의 과다섭취를 하지 않는 것이 상책인 것이다. 만일 이 병에 걸려 있거나 걸릴 위험이 있는 사람이면 홍삼엑기스나 구연산 등을 복용하여 예방과 치료를 해야 한다. 이 간단한 방법을 모르고 병원에 입원하게 되면 결국은 대개 영안실을 거쳐 퇴원을 하게 된다는 사실을 알아야 한다.

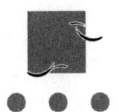

2. 뇌내혁명의 거짓말

천태만상 건강관리법

지난 8월에 나는 광주문화방송 초청으로 주부교양강좌에 나가 약 2시간에 걸쳐 '건강 불안에서의 탈출'이라는 제목으로 강연을 하고 돌아온 일이 있다.

마침 그 직전에 유명한 L박사의 강의가 있었던 터라 이 계획을 담당했던 방송국 직원들의 표정이 다소 불안해 보였다. 워낙 이름이 나 있는 분의 강의 뒤에 무명인사가 강연을 한다는 것은 누가 봐도 어울리지 않는 일이다.

뿐만 아니라 금년 1월초에도 대구문화방송의 일요특강 프로그램에 초청되었을 때도 유명한 H박사의 강의 끝이라서 똑같은 인상을 받은 일이 있었다.

그 강의와 방송을 하기 전에 청취자들과 잠깐 대화를 나누는 가운데 '건강관리법은 강사마다 천태만상이라 어느 것이 진정한 건강법인지 판단이 서지 않는다'는 말을 들은 바 있다.

나도 그런 류의 강사 대접을 받을 것 같아 기분좋은 일은 아니었다. 사실인즉 나도 건강관리에 관한 방송이나 신문잡지에 실린 기사를 자주 보고 듣고 있으나 그때마다 말하는 사람의 건강관리기준이 다르고 특히 한방과 양방 의사들의 건강관리 기준은 더 큰 차이가 나고 있음을 볼 때 일반 국민의 입장에서야 혼돈이 되지 않을 수 없다는 것이다.

 건강을 위하여 L박사는 고기를 먹지 말라고 했는데 H박사는 고기를 충분히 먹어야 한다는 반론을 제기하고 나섰다.

 이런 대단한 분들의 틈새에서 건강론을 펼친다는 것은 또 다른 혼돈을 불러일으키는 일이 될 것 같아 조심스러웠지만 두 분의 장단점을 과학적으로 분석 · 비판하며 나의 건강론을 설명한다는 것은 오히려 잘된 일이라 믿고 소신 있는 강의를 했다.

 수강생들은 유명한 강사들의 강의를 들어온 분들이기에 건강론에 관하여는 상당한 지적 수준에 있을 것으로 믿어졌으나 그래도 그 인식도를 체크해 보는 것이 강의의 효율성을 높이는 면에서 좋을 것 같아 몇 가지 질문을 해 보았다. 나의 설명이 맞는다면 ○표를, 틀렸다면 ×표를 해 달라는 주문을 하면서 물었다.

 1. 당뇨병은 유전병이다.
 2. 설탕을 많이 먹으면 당뇨병에 걸린다.

3. 당뇨병은 운동부족일 때 잘 발생된다.
4. 당뇨병은 췌장의 인슐린 분비선의 파괴가 원인이다.
5. 스트레스, 정신적 피로감, 환경적 요인이 당뇨병을 유발한다.

이런 질문에 수강생들은 만장일치로 ○라는 답변을 했다. 그러나 그 답변은 모두가 틀린 것이다. 5개 사항 모두가 ×표를 해야 옳은 답변이다.

당뇨병의 원인은 과다한 동물성 식품의 섭취이다. 이를 모르고 유전병이니, 설탕 때문이니, 운동부족이니, 스트레스 때문이니 운운하는 것은 건강에 대한 상식이 없다는 것을 대변해 줄 뿐이다.

그 유명한 분들이나 TV, 라디오, 신문, 잡지 등을 통하여 수없이 보고 들어 온 분들의 건강지식이 고작 이 정도가 되고 있다면 대다수 국민의 건강관리 수준은 어느 정도인지 짐작할 수 있는 일이다.

건강은 바로 국민 개개인의 생명과 직결되는 일이요, 인격과 밀접한 관계를 가지고 있다. 소중한 생명을 지켜주는 건강문제를 이렇게 소홀하거나 무식하게 다루어 나갈 수는 없다. 건강은 체력, 체력은 국력이라는 면에서도 그럴 뿐 아니라 세계화의 주역이 될 우리로서 건강에 관한 지적 수준을 높여 간다는 것이 참으로 중요한 일이다.

어느 목사의 건강 설교

지하철 안에서 저명한 K목사의 설교 내용이 담긴 책(소망의 말씀)이 꽂혀 있길래 한권 빼서 읽어 보았다.

이분이 건강학의 전문가는 아니기에 건강문제에 대하여는 좀 빗나간 말도 있었지만 어느 대목에서는 일반 의사들보다도 정확하게 설명한 면이 있어 감명을 받았다. 그 중 우울증에 관한 대목을 옮겨 본다.

'요새 우울증이라는 말이 많이 돌아요. 도대체 우울증이라는 것이 뭐냐? 그 증상이 어렵습니다. 무서운 병인데 그야말로 진찰에 나타나지 않는 병이 바로 우울증이에요. 모든 병의 근본입니다. 그런데 그 첫째가 무엇이냐 하면 유머 감각이 없어지는 것이에요. 웃음이 없어져요. 설교를 하면서 보아도 어떤 때에 보면 웃을 일이 있어서 다 웃는데 같이 웃지 못하고 가만히 있는 사람이에요. 그뿐만 아니라 옆에 웃는 사람들까지 이상한 눈으로 보아요. 남이 웃을 때에 왜 같이 웃지 못할까 바로 이것이 문제라구요. 유머감각이 통하지를 않아요.

두 번째는 식욕이 감퇴합니다. 맛있는 음식이 없어요. 음식에 짜증이 나기 시작하고 그리고 잠이 오지 않아요. 낮에는 졸리고 잠자리에 누우면 잠이 안 와요. 깊은 잠을 못 자는 편이에요. 이게 큰 병입니다.

그 다음에는 비사회 심리가 되어 버려요. 그래서 사람 만나는 게 싫어요. 무서워요. 사람 공포증에 걸려요. 모든 사람을 의심해요. 그리고 모든 사람을 적대시하게 돼요. 세상 사람이 다 원수예요. 몇 사람이 좋고 몇 사람이 나쁩니까? 물어보면 다 나쁘대요.

그 다음 단계에서는 자기 비하가 옵니다. 절망하게 되고 낙심하게 되고 사실상 정신적 자살이 생깁니다. 이미 자기 생명에 대하여 포기했어요……'

자세히 읽어 보니 우울증에 관하여 연구를 많이 한 내용이다. 그런데 이때 안타까운(?) 생각이 들었다.

'신바람 나는 건강법'을 읽어 보았으면 해결(?)이 났을 것을……

'신바람 건강법'을 부르짖는 Y대학의 H교수의 말대로라면 '그까짓 우울증쯤이야' 인데 K목사는 H교수의 이론을 믿는지 안 믿는지 알 수 없는 일이지만 두 분을 모셔놓고 공개토론을 시켜봤으면 모방송의 '신바람 건강법'에 꽃을 피울 수 있었을까.

고혈압에 관한 편지

본인의 저서 《건강혁명》을 읽고 다음과 같은 요지의 전화 문의와 편지를 받아보았다.

나는 오래 전부터 고혈압으로 고생을 했다. 그래서 틈만 나면 서점에서 수많은 건강서적을 읽고 그 내용대로 실행해 왔으나 별 차도가 없었다.

금년 2월초 서점에 들렸더니 책 제목부터 눈에 끌려 읽어보고는 이제야 구세주를 만난 것 같아 단숨에 밑줄을 그어가며 완독하고 출판사의 안내로 전화를 드렸다.

나는 금년 나이 66세로 약 9개월 전 뇌졸중으로 쓰러져 대구한방병원에서 1개월간 치료끝에 다행히 소생되어 큰 지장없이 생업에 복귀하였으나 효과가 전혀 없어 약을 끊은 지 3개월이 된다.

근래에는 서양식 건강법에 심취하여 실행하고 있으나

이 역시 전혀 차도가 없다.

아침식사는 거르고 점심 · 저녁 생식(현미가루 · 생야채)을 하고 있다.

이명복 박사의 체질감별 결과 소양인으로 판정받고 고혈압에 좋다는 인삼, 다시마, 사과, 감자, 현미, 식초 등이 해가 된다는 표를 받아보니 먹을 것이 없다.

그 병원에서 구연산을 1일 2회 정도 먹으라 해서 실행하고 있으나 효과를 보지 못하고 있다.

이박사님은 사상체질 식사법을 어떻게 평가하시는지요.

혈압이 높아 그런지 영양 부족인지 가끔 어지럽기도 하고 혈압약을 끊고 보니 심적으로 불안하기만 하다.

국민 건강을 위해 동분서주하시는 이박사님께서 너무나 바쁘시겠지만은 이상 내용에 대하여 회답주시면 더없는 영광이 되겠다.

성주군 초전면 김종효

이 편지에 대하여 즉시 다음과 같은 요지의 회답을 하였다.

고혈압은 동물성 식품의 과다섭취가 원인이니까 구연산 치료 기간 동안 동물성 식품의 섭취를 금하고 구연산은 1회에 5g씩 1일 5~6회 복용하면 2~3개월 사이에 완치가 가능하다.

사상의학에 구애없이 동물성 식품과 생선류만을 제외하

고는 아무 것이나 가리지 말고 섭취하는 것이 좋다.

 가끔 어지러운 것은 뇌에의 산소 공급이 부족해지면 발생된다.

 이와 같이 할 때 귀하의 고혈압은 완치 가능한 것이니까 아무 걱정 마시고 치료하여 보람찬 새로운 인생을 살아 가시기를 기원한다.

흑염소도 고기입니까?

내가 당뇨병은 완치시킬 수 있다고 발표를 하자 전국에서 당뇨병으로 고통받는 환자들의 전화와 편지가 산더미같이 쏟아졌다.

그런 가운데 대구에서 살고 있다는 중년 여인이 딸과 함께 나를 찾아와, 20여 년 전부터 당뇨병으로 고생을 이만저만 하는 게 아니라면서 당뇨병 치료에 관한 자세한 방법을 가르쳐 달라고 통사정을 했다.

그러자 나는 '부인께서는 고기를 좋아하시는군요?' 하고 질문을 했더니 그는 평생 고기라고는 입에 대지도 않고 고기 냄새만 맡아도 구역질이 난다고 했다.

그 옆에 있던 딸도 똑같은 소리로 거들었다. '우리 엄마는 고기를 전혀 안 드시는데 왜 당뇨병에 걸렸을까요?' 하며 영문을 모르겠다는 얼굴로 나를 바라보았다.

'허허……, 고기 안 먹고는 당뇨병에 걸릴 수가 없는데 무슨 소리냐?' 하며 내가 몇 번이나 설명을 해도 끝내 자기들의 주장을 굽히지 않았다.

나는 당뇨병 치료법을 가르쳐 줄 때 반드시 그 원인을 먼저 설명하면서 당뇨병 환자는 누구나 육류 등 동물성 식품의 과다섭취 없이는 그 병에 걸릴 수 없다고 명확히 설명해 준다.

이런 말을 하면 현대의학상의 원인 설명, 즉 당뇨병은 유전성이다, 또는 운동부족이 원인이 된다, 스트레스를 받았을 때 생기기 쉽고 바이러스에 의하기도 하며 췌장의 인슐린 분비선의 파괴가 원인이며 환경적인 요인 또는 설탕의 과다섭취 및 술·담배를 좋아하는 사람이 이 병에 걸릴 확률이 높다고 하는 이론을 굳게 믿고 있는 분들로서는 육류의 과다섭취가 원인이라는 설명은 처음부터 귀담아 들으려 하지 않는다.

대구에서 찾아온 부인의 경우도 당뇨병을 근 20년간이나 앓고 있었으니 당뇨병에 관한 상식면에서는 줄줄이 다 꿰고 앉아 있다는 인상이었다.

이 부인에게, 근래에는 고기를 전혀 먹지 않았어도 옛날 젊은 시절에 고기를 먹은 내력을 기억해 보라니까 젊어서 6남매를 낳았는데 당시 산후조리를 못하여 몸이 몹시 쇠약해지자 흑염소를 해 먹으면 좋다는 주위 사람들의 권유를 받고 계속 7마리를 고아 먹었다는 것이다.

그 이후 건강이 회복되고 몸에 살이 오르기 시작하다가 얼마후에 다시 기력이 떨어져 병원에 가서 건강진단을 받아보니 당뇨병이라는 결과가 나왔다는 것이다.

'그것 보세요. 흑염소를 과다섭취하지 않았습니까?' 했더니, '아니, 흑염소도 고기입니까?' 하며 실망스러운 표정을 하는 것이었다.

이토록 흑염소나 개고기 같은 것은 고기로 인정하지 않는 것이 고기를 좋아하는 사람들의 생각이다. 이런 안일한 생각을 버리지 않는 한 당뇨병·고혈압 환자가 양산되는 결과는 없어지지 않는다.

할머니의 눈물

63빌딩 커피숍에서 한 할머니가 내 손을 붙잡고 눈물을 흘렸다. 할머니의 눈물은 슬픔의 눈물도 저주의 눈물도 아니었고 진솔한 감격과 감사의 눈물이었다. 할머니는 꺼져 가는 아들의 생명을 구해준 데 감사하며 나를 불러놓고 감격의 눈물을 흘렸던 것이다.

사연을 들어보니 할머니의 아들은 40대 초반의 건강한 청년 사업가로 건실한 사업체를 운영하고 있었으나 어느 날부터인지 당뇨병이 생겨 점점 체중이 줄어들고 시력이 떨어지면서 쉴새없는 피로감으로 사업 의욕도 없어져 6년 후에는 체력이 극히 쇠퇴하여 사랑하는 자식과 아내도, 또 키워 온 사업체도 버리고 충청도 깊은 산속을 찾아 요양길로 떠나버렸다 한다.

할머니는 하나밖에 없는 아들의 당뇨병을 고쳐 주기 위하여 온갖 방법과 정성을 다하여 왔으나 병세는 더욱 악화

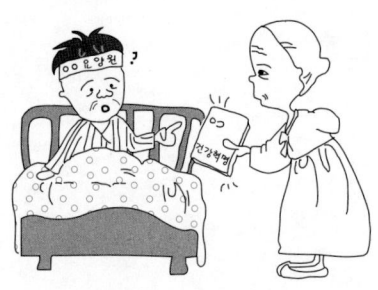

되었을 뿐 치료효과가 없어 이제 죽을 날만을 기다리는 초조한 단계에서 어느 날 라디오 방송에서 《건강혁명》이란 신간 소개가 되어나와 귀가 번쩍하여 즉시 책방을 찾아 구해 읽었다는 것이다.

책 속에 여러가지 난치병 불치병의 원인과 치료법이 수록되어 있었으나 그 중 당뇨병에 대하여는 자세하고 논리정연하게 수록된 사실에 감탄하여 그 책을 바로 아들에게 소개하면서 읽어보기를 권했으나 아들은 일언지하에 퇴짜를 놓더라는 것이다.

이제 당뇨병 책 같은 것은 절대로 읽지 않겠다는 완강한 반대에 두 번 다시 권할 생각이 없었으나 '이 늙은 에미의 마지막 소원이니 반대하지 말고 속는 셈치고 한번만 읽어보라'고 애원을 하였다 한다.

아들의 반대 이유를 들어보니 '그동안 당뇨병 치료를 위하여 책방에 나와 있는 당뇨병 책을 모조리 구하여 읽고 책마다 다르게 나와 있는 치료방법을 다 해보았어도 치료는커녕 악화만 되고 있는데 책은 또 무슨 책이에요…….' 하는 것이었다 한다.

그래도 이 책만은 꼭 한번 읽어보라는 끈질긴 설득으로 아들로 하여금 《건강혁명》 책을 읽게 하였다. 그로부터 10여 일 만에 아들의 전화를 받았는데 '어머니, 제 병이 이제 다 고쳐질 듯해요. 어머니가 사 주신 '건강혁명'이라는 그 책이 제 생명을 구해줄 것만 같아요!' 하는 말을 듣고 그 즉시 내게 전화를 했다고 한다.

아들의 목숨이 달린 문제라 할머니의 목소리는 너무도 간절했다.

'이박사님을 한 번 만나뵈었으면 합니다. 꼭 한 번만이라도요…….'

나는 그 할머니의 간청을 뿌리치지 못했고 며칠 후 할머니가 기다리고 있겠다는 63빌딩 커피숍으로 나가 만났던 것이다.

'이박사님은 내 아들의 생명을 건져 준 구세주이십니다…….'

할머니는 내 손을 붙잡고 거듭 감사의 눈물을 흘렸다. 그 후 그 아들의 당뇨병은 완치가 되어 건강한 사회인으로 또 사업가로 복귀하였다는 기쁜 소식을 전해 들었다.

나의 졸저 《건강혁명》을 읽고 수많은 당뇨병 환자들이 건강을 되찾았다는 얘기를 듣고 있다. '이것이 꿈입니까, 생시입니까? 불치병이라고 병원에서 사형선고 비슷한 의사의 말을 듣고 허무한 세상을 살아가고 있는 처지에 이런 고마움이 어디 있겠습니까.' 하는 내용의 전화도 무수히 쏟아져 나왔다.

 어쨌든 지금까지도 그 할머니의 눈물은 마음 속에 뿌듯한 보람으로 남아 있다.

L 박사의 변질된 건강론

K-TV에 출연하여 10차례에 걸쳐 '채식건강법'으로 만병을 예방·치료한다는 강의 내용을 듣고 나는 감명을 많이 받은 이후 L박사에게 경의와 박수를 많이 보내며 살아오고 있다.

그 '채식건강법'이 방영된 후 국내의 영양학자들과 일부 의사들의 대단한 비판을 받기도 하였으나 나는 L박사의 건강론을 상당 부분 지지하며 찬의를 표해 온것이다.

그런 가운데 최근 L박사의 《유전자 ××혁명》이란 신간 저서가 서점에 나와 있기에 반가워 즉시 구입하여 읽고는 매우 실망을 하였다.

실망 정도가 아니라 이제까지 L박사에게 보내온 존경심이 순식간에 무너지는 느낌이었다. 이제까지 그분에 대한 기대가 컸기에 실망이 이만저만이 아니었다.

채식건강법이면 만병이 통치된다고 하던 이론은 온데간

데 없이 사라졌고 '유전자 건강혁명'만이 신자연건강법이라 하였으니 이제까지 줄기차게 주장해온 그의 이론을 스스로 죽여버린 듯한 느낌을 받게 했다.

그 책의 첫머리에 나와 있는 주장을 발췌해 나의 견해를 첨가해 보면 다음과 같다.

1. 유전자의 이해를 통해 건강에 대한 기존의 의식을 바꿔야 한다.
■ 나의 견해 : 유전자에 관한 이론을 모르고 건강관리나 질병 치료를 한다는 기존의 의식은 맞지 않는 것이니 바꿔야 한다면 유전인자를 도외시한 기존의 건강론이나 건강서적은 하등 쓸모 없는 것이고 또 현대의학도 모두 엉터리라는 뜻인 것 같으니 사실이 그렇다면 이제까지 자기 스스로 주장해 온 '채식건강법' 마저도 완전히 허구였고 기존의 병원도 모두 문 닫아야 할 것이고 기존의 의사들도 모두 자격없는 엉터리라는 뜻으로 이해하지 않을 수 없다.

2. 우리 몸의 유전자를 잘 알아 어떤 병에든 걸리지 않는 환경을 만들고 걸린 병이라도 완전히 치료할 수 있는 조건을 스스로 만들어야 한다
■ 나의 견해 : 우리 몸 안에서 병에 걸리지 않는 유전자를 잘 알아야 한다는 주장인데 사실상 우리 국민 4,000만 명 중에 병에 걸리지 않는 유전자를 알고 있는 사람이 몇

명이나 되며 L박사 자신도 그것을 캐내지 못하고 있는 형편이고 기존의 의과대학 교수들이나 의사들도 알고 있는 사람이 없을 정도의 어려운 문제를 알아 두어야 한다면 이것이 일반 환자들로서야 설득과 이해가 가능한 일이라고 믿어지는 일일까?

병에 걸리지 않을 환경을 만들어 병이 완전히 치료될 수 있게 하여야 한다는 말은 일견 그럴 듯한 것 같지만 자신도 모르는 사이 불시에 닥쳐오는 여러 가지 유전자를 환자 스스로 어떻게 찾아내야 할지 알 수 없는 일이어서 이는 마치 짙은 안개 속에 들어가 토끼를 잡으라는 식과 다를 바가 없어 보인다.

또 L박사는 환경에 따라 유전자의 형질이 바뀐다고 생각하고 있는 모양인데 유전자가 환경에 의하여 바뀌는 것이라면 그것은 유전자가 아니다.

유전형질은 특수한 조건 이외에는 절대로 변화가 되지 않는다고 유전학에서 기본 원리로 가르치고 있는 것인데 L박사는 어떤 학설과 이론에서 따온 것인지 의심스럽기만 하다. 환경에 의하여 변이가 오는 것이라면 이는 선천적(유전적)인 것이 아니고 후천적(비유전적)이라는 사실을 알고 출발했다면 이런 어처구니 없는 실수는 안 했을 것이다.

L박사의 주장대로라면 모든 질병은 유전병이라 인식을 해야 할 판으로 무릎관절염이나 두통·편두통·우울증·

어지럼증 등도 모두 유전병의 범주에서 다루어져야 하나 광화문 네거리에 내놓고 물어봐도 이것을 유전병이라 믿고 있는 이는 L박사 밖에 없을 것이다.

3. 거품경제가 IMF의 원인이 되었듯이 증세치료와 보약에만 의지 하는 거품건강이 우리 몸을 병들게 한다, 경제가 그러하듯 우리 몸의 건강 또한 본인의 힘과 의지가 가장 중요하다

■ 나의 견해 : 증세치료라는 것이 현대의학에서 질병을 치료하는 의술, 즉 대증요법일 것이고 보약에 의지한다는 말은 한방치료학을 뜻하는 것으로 이해한다면 L박사는 의사이면서 현대의학을 거품의학이라 생각하고 완전 불신하고 있는 처지가 아닌가 한다. 이런 설명도 석연치 않은 것이지만 우리 몸의 의문이 생긴다. 모든 질병을 힘이나 의지로 치료 가능하다는 주장도 터무니없는 말이다. 적절한 예를 하나 들어본다.

경찰서장을 지내던 사람이 어느 날 당뇨병이 생겼다는 의사의 진단을 받았다. 워낙 의지가 강한 사람이라서 그까짓 당뇨병쯤이야 하며 힘과 의지로서 충분히 극복할 수 있다고 자신하고 의사의 충고대로 운동도 열심히 했다. 음식도 편식하지 않고 골고루 먹으면서 충분한 영양섭취를 했고, 처방대로 당뇨병 관리를 잘하여 왔으나 병세는 날이 갈수록 악화되어 체중은 감소되었고 급기야 한쪽 눈이 실

명상태에 이르게 되었다. 결국에는 경찰서장의 자리를 지탱하지 못하고 공직을 물러나고 말았다.

이 무서운 질병이 나의 당뇨병 치료법에 의하여 약 2개월 만에 완치가 되었고 시력도 되살아나게 되었다.

이런 경우 L박사는 어떻게 설명을 할 것인지 궁금한 일이다. L박사의 이론대로 힘과 의지를 가지고 당뇨병이 고쳐진 게 아니라 당뇨병의 원인을 찾아 나의 치료원리대로 그에 상응한 치료를 하였기에 완치가 된 것이다.

또 L박사의 말대로 당뇨병이 유전병이라 한다면 이 분의 당뇨병은 완치가 불가능했을 것은 분명한 일이다.

4. 우리가 경제적인 불안으로 인해 우울증에 걸렸다면 그 원인은 세로토닌 호르몬이 부족하기 때문이라 하지만 보다 근본적인 원인은 세로토닌 호르몬을 생산하는 유전자에 이상이 생겼기 때문이다

■ 나의 견해 : 우울증의 원인이 경제적인 불안으로 올 수 있는 것으로 믿고 이것도 유전자의 이상이 있을 때 생긴다면 부유하고 행복을 누리고 있는 사람 중에는 우울증 환자가 없어야 할 일이나 실상은 그렇지가 않다. 신경을 많이 쓰거나 불안을 느끼는 사람은 우울증에 걸리는 것으로 알고 있다면 우울증이 뭣인지 알지 못하고 덤벼드는 격이다.

우울증에 걸려 있는 분이 미국의 하와이에 있는 L박사의 '뉴스타트 건강센타'에 가서 치료하다가 안 되자 때마침 내가 미국에 갔을 때 내게 찾아온 환자가 있었다.

이 분의 우울증을 나는 5일 만에 치료해 주었는데 L박사의 말대로 우울증이 유전병이라면 그렇게 단시간내에 치료될 수 없는 일이다. 내겐 우울증같은 병은 병도 아니다.

5. 유전자는 사랑에 반응하며 사랑은 유전자를 움직이는 위대한 에너지이다.

■ 나의 견해 : 기독교의 기본원리가 사랑이기에 안식교인 L박사가 사랑을 치병원리로 들고 나온다는 것은 성서적 입장에서 찬성할 일이다. 그래서 여러 교단의 목회자들로부터 열렬한 찬사를 받고 있는 것도 이 때문이다.

그러나 사랑한다고 해서 또는 사랑만 있다고 해서 유전자가 움직여져 모든 질병이 치유된다고 믿거나 믿게 한다는 것은 거짓말이다. 따라서 성경의 남용이라 해도 심한 말이 아니다.

서울에서도 가장 유명하다는 S교회 P목사는 55세의 젊은 나이에 세상을 떠났는데 사랑을 생명처럼 알고 살아온 그 목사 자신은 왜 자기 병도 못 고치고 말았을까. L박사의 원리를 적용한다면 그 목사는 사랑이 없었기 때문이라 할 것이고 반대로 성경대로 사랑을 실천하여 온 목사였다면 L박사의 치병원리가 거짓말이 아닐까.

최근 목사들 중에 의외로 단명으로 세상을 떠나는 분들이 많다고 한다. 그 단명의 원인은 대개가 과로사라는데 L박사의 말대로라면 과로사가 아닌 사랑의 결핍때문으로 풀이를 해야 하지 않을까. 아무래도 좋다. '악마도 급할 때는 성경을 인용한다'고 셰익스피어는 설파했다.

어쨌든 유전자 환경조건이나 사랑에 의하여 간단히 변화된다는 주장은 멘델의 유전법칙도 모르는 발상이고 사랑이라는 성경의 진리를 오용함으로서 창조론에 대한 정면 대결로 나타난다는 사실을 알아야 한다.

아무리 우리 국민들 모두가 건강상식이 없다 하더라도 이런 이치에 맞지 않는 엉터리 건강론을 책으로 마구 써내면 거품 건강만이 증진될 뿐이다. 다시 존경받는 L박사로 돌아가길 바랄 뿐이다.

대통령 아들의 발톱병

감방에 들어앉아 있던 대통령 아들이 어느 날 발톱병이 생겨 수술을 받았다는 사실이 TV에 방영된 적이 있었다.

그 수술은 발톱병 전문의가 했을 것으로 짐작이 가는데 우리나라에 발톱만 전문적으로 치료하는 의사가 별도로 있는 모양이다. 아닌 게 아니라 미국에는 발바닥 전문의가 따로 있다고 하니 발톱병만을 전문적으로 치료하는 전문의가 있을 법도 하다.

언젠가 K-TV에서도 발톱병 전문의를 등장시켜 발톱병 치료법을 소개하는 장면이 방영되어 나온 것으로 보아 우리나라에 발톱병 전문의원이 있음은 분명한 것 같다.

그런데 발톱에 이상이 생겼다고 수술을 한다는 것은 이상한 단계를 넘어서 지극히 바보같은 짓으로 여겨진다. 발톱병은 주로 엄지발톱의 양깃이 살을 파고들어가 몹시 심한 통증이 생기고 더 심해지면 보행을 할 수 없게까지 된다.

이렇게 되면 발톱병원을 찾게 되고 전문의를 만나면 으레 수술을 하라고 권유한다.

그러나 이런 증상은 수술을 하지 않고 자기 스스로 간단히 즉석에서 치료할 수 있는 방법이 있다.

이런 발톱병의 경우는 발톱이 두꺼워지고 둥글게 오므라져 살 속을 파고 들어가게 되는데 이런 발톱은 발톱의 등을 칼이나 줄칼로 얇게 깎아 주면 살 속을 누르는 힘이 약해져 즉석에서 통증이 가신다.

이런 간단한 방법이 있는데 수술까지 한다는 것은 바보짓이 아닐까? 이런 방법을 가르쳐 주게 되면 발톱병 전문의의 밥그릇을 깨는 결과가 되어 미안한 일이나 이 책의 목적과 목표를 살리자니 별도리가 없을 것 같다.

대통령 아들의 발톱병도 이런 식으로 자가 처치를 했다면 부끄러운 장면이 다시 TV에 나오지 않았을 것을…….

신비한 구연산의 효과

나는 지금 구연산을 18년 동안 복용하고 있다. 어느 보약이나 어떤 치료약보다도 탁월한 효과를 보았기 때문에 우리나라에서는 최장수 복용기록을 가지고 있지 않나 한다.

처음에는 식초가 건강에 좋다는 얘기를 듣고 식초를 먹었는데 그후에 구연산의 효과가 식초의 세 배가 된다는 얘기에 구연산을 복용하기 시작했다.

나는 50대 초반부터 얼굴과 손등에 노인성 검버섯이 생기기 시작했는데 구연산을 복용하고부터는 더 이상 생기지 않았고 기왕에 생긴 것도 색깔이 엷어졌다.

뿐만 아니라 나는 담낭염으로 심한 고통을 당하고 살아오는 편이어서 고기나 동물성 지방질을 조금만 먹어도 엄청난 통증을 느꼈는데 구연산을 먹기 시작한 후부터는 비곗덩어리를 먹어도 아무렇지 않게 되었다.

겸하여 방광염의 자각증세도 완전히 가시게 되었고 구

연산을 복용하고 두 시간 후의 소변을 보면 수돗물 같이 맑아짐을 알 수 있었다.

또 어느 해인가 돼지고기를 먹고 온몸에 두드러기가 생겨 병원을 찾아 20여 일간 치료를 받아봤으나 전혀 효험이 없어 병원 약이나 주사 같은 것으로는 안 되는 것으로 믿고 구연산을 강하게 하루 5회 이상을 복용한즉 3일 만에 수그러지기 시작하더니 1주일 후에는 완전히 없어져 버렸다.

또 80이 넘은 할아버지가 심한 아토피성 피부질환으로 밤에는 가려워 잠을 자지도 못하고 있다는 하소연이기에 구연산을 복용하시라고 권유를 하였더니 한달 만에 완치가 되었다고 한다. 물론 이런 경우는 체질과 병세에 따라 치료기간의 차이는 있게 마련이다.

고혈압 환자의 경우도 구연산을 50일 가량 복용하면 정상으로 되나 이때에는 동물성 식품의 섭취를 금지하여야 치료 효과가 있다.

기타 발톱병, 간경변, 전립선 비대증, 신장염, 부종, 습진, 간염 등도 구연산 앞에는 맥을 못쓰게 됨을 알고 있다.

이런 신비한 효과가 있음에도 어느 의사는 TV에 나와 구연산은 치료약이 아니라고 강한 주장을 했다. 구연산의 효과가 있다고 TV에서 설명을 했다가는 병원문을 모두 닫아야 할 판이니 의사의 입장에서는 그런 주장을 할 만한 일이다.

구연산을 복용할 때에는 치료용인 경우 1회 5g씩을 물 반컵에 타서 1일 5~6회 복용함이 좋고 일반 건강관리용인 때는 1일 1~2회로서 족하다. 복용할 때 매번 물에 타기가 번거로우니 생수병(500cc)에 물을 가득 채우고 여기에 커피 수저로 5개(25g)를 집어 넣고 용해시켜 하루에 그 한병의 구연산 물을 마시면 먹기도 좋고 효과도 챙기게 된다.

구연산의 신비 앞에는 거개의 불치병이 굴복을 할 일이다. 구연산은 혈액을 맑게 해주고 신장의 수분대사기능을 강화시켜 주니까 이런 불치병이 퇴치되는 것이다.

참고로 구연산의 분자식과 구조식을 표기해 본다.

분자식 : $C_6H_8O_7$ 구조식 : CH_2COOH
$C(OH)COOH$
CH_2COOH

식초요법으로 건강을 지키고 있다면 구연산의 복용을 시도해 보는 것도 좋을 것이다.

경쟁사회와 과로사

얼마 전에 국무총리실 소속의 고위공직자가 48세의 젊은 나이에 사무실에서 전화를 받다가 졸도사하였다는 보도가 있었고 그로부터 4개월 후에는 50세 된 총무처 소속의 '차관급 공직자가 사무실에서 집무 중 급사했다'는 사실이 또 언론에 보도되었다. 그런가 하면 지난해에는 농림부의 40대 차관보 한분이 지방 출장에서 귀로 중 역시 숨졌다는 사실이 보도되어 나와 세인을 안타깝게 한 바 있다.

이와 같은 졸도사나 돌연사는 공무수행 중에 일어난 것으로 순직처리되었으나 그 원인은 모두 과로에 의한 사망, 즉 과로사로 밝혀졌다.

서울 강남 모병원의 진료부원장이라는 분도 52세의 젊은 나이에 세상을 떠났고, 모 대학교의 교수들의 정년실태 조사통계를 보니 정년을 채운 교수가 전체의 50%에도 미치지 못하고 타계했다는 놀라운 사실도 밝혀졌다. 또 어느 저명한 목사님이 밝힌 바에 의하면 자기의 동료들이 과로사로 타계한 경우가 적지 않은데 먼저 간 분들의 업무량으로 보아 그 목사님의 1/3도 편한 생활을 해온 분들이라 했다. 과로한 면에서 따져보면 자기가 먼저 쓰러질 일인데 사실은 다르다며 의아해했다.

또 과거에 직업별 직장인의 수명을 조사해 보니 의사들이 가장 단명이었다는 통계도 나와 있었다. 그 이유인즉 끊임없는 진료생활에 의한 피로가 누적되어 그렇다는 설명이었다.

과로가 죽음의 원인으로 밝혀져 나와 있기에 한때 젊은 층에서는 야근기피증까지 생긴 적도 있었다.

하지만 과로가 죽음의 원인이라면 과로할 사람은 아무도 없을 줄 안다.

사실 의학용어에는 과로사라는 병명은 없다. 과로사나 돌연사는 대개 심장마비 아니면 뇌출혈이 그 원인이다. 이런 질병들은 하루 아침에 급작스럽게 생겨난 병이 아니다. 오래 전부터 생기기 시작하여 체내에 누적된 질병이 어느 날 갑자기 일어난 것으로 순환기 계통의 이상에 의한 발작증인 것이다.

이런 순환기 계통의 질병은 혈액이 탁해져서 모세혈관의 직경이 좁아졌고 그 상태에서 약간의 긴장을 하게 되면 혈관이 더 수축되어 심장에서 송출하는 혈액의 강한 압력을 이겨내지 못해 막히거나 파열되는 상황에서 일어나는 것이다. 혈액이 맑은 사람은 절대로 이와 같은 증상이 나타나지 않는 법이다.

  그러니까 혈액이 맑으면 아무리 과로를 한다 해도 졸도사나 돌연사 따위는 일어나지 않는 법이다. 혈액이 탁해지는 원인은 동물성 식물의 과다섭취가 주범이라는 사실을 알고 평소 동물성 식품 과다섭취를 억제하는 식생활이 절대 필요하다.

복상사

 노파심에서 미리 일러 두겠지만 이 글의 제목이 너무 진해서 알레르기 반응이라도 일으키실 우려가 있는 분들이나, 행여 은밀한 내용을 기대하시는 분들은 마음을 비우시는 것이 좋다.

 사실 우리 주변에서 복상사에 관한 얘기를 심심찮게 들을 수 있다.

 누구나 한번은 죽게 마련이어서 그 사인(死因)도 각양각색이지만 하고 많은 죽음 중에 하필이면 상서롭지 못하게 복상사라니 남의 입에 오르내릴 법도 하지만, 죽음 그 자체만을 생각한다면 이보다 더 행복한 죽음도 없지 않을까 싶다.

 그러나 아무리 당사자는 고통없이 그것도 행복의 절정에서 맞는 죽음이라지만 주위 사람에게 크게 누를 끼치게 되니, 첫째는 함께 사랑을 나눈 사람이 살인혐의로 곤욕을 치르게 되고, 둘째는 호텔이나 여관에서 죽을 경우 그곳의 종사자들이 조사를 받아야 하며, 셋째는 그 유족들에게 돌아가는 불명예이다.

수영을 하다 익사를 하면 수영복이라도 입고 있지만 이 복상사는 실오라기 하나 걸칠 틈도 주지 않고 닥치는 것이어서 가족들의 체면이 말이 아니리라. 이런 면에서 볼 때 복상사만큼은 피하는 것이 유종(有終)의 미(美)를 거두는 죽음이 될 것 같다.

그런데 복상사의 장소가 99.9% 호텔이나 고급여관이라는 통계이고 보면, 이것은 분명 정상적인 부부관계가 아닌 이른바 바람을 피우다가 당하는 일이다.

그럼 복상사는 왜 일어나는 것일까? 원인은 하나같이 심장마비이다. 때문에 심장질환, 즉 협심증(狹心症), 또는 심근경색증 아니면 관상동맥증 등의 지병을 가진 사람들이 복상사의 주역이 된다.

그런데 정상적인 부부생활에서는 심장질환의 발작이 일어나지 않고 주로 몰래 바람을 피울 때 가장 많이 발작을 하는 특징이 있다.

호텔이나 여관방에서 은밀한 정사를 가질 때 불안과 긴장감이 더해지는 것은 당연한 이치이다. 그런데 바로 이 불안과 긴장이 심장병 발작의 주범이다.

게다가 황홀감을 더하면 심장의 모세혈관이 수축되어

혈류(血流)를 악화시켜 심부전 또는 심경색증으로 돌변하여 사마(死魔)가 덮치게 된다.

그러니까 심장질환이나 고혈압 등의 환자는 절대로 바람을 피우지 말 것이며 부득이한 경우(?)에는 니트로글리세린이라는 혈관확장제를 사전에 복용하면 그런 화는 면할 수 있다.

고환은 모두 짝짝이

오래 전에 정부 포상자 산업시찰단의 일원으로 국내의 여러 곳을 구경한 일이 있는데 저녁 오락 시간에 재치문답이 있었다.

그때 K대학 교수가 나와 코끼리 앞다리를 번쩍 들게 하는 비법을 아는 사람이 있느냐는 질문이 있었다. 아무도 대답이 없자 교수가 '벽돌 한 장이면 코끼리의 앞다리를 간단히 들 수 있는 방법'을 알려 주었다. 그 벽돌을 들고 코끼리 배 밑으로 기어들어가 코끼리 고환을 세게 치면 코끼리가 깜짝 놀라 앞의 두 다리를 번쩍 들며 '아야!' 하고 소리지른다고 했다.

다음 순간 좌중의 폭소가 터져 나왔는데 나는 그 교수에게 코끼리의 고환을 본 일이 있느냐고 물었다. 교수는 대뜸 보았다는 것이고 말의 고환과 비슷하게 생겼고 달린 장소도 그 언저리라 부연 설명을 했다. 따지고 보면 그 대답도 코미디였다. 코끼리의 고환은 없다. 없는 것이 아니라 겉에서는 보이지를 않는다. 그래서 암놈인지 숫놈인지 분간하기 어렵다.

코끼리의 고환은 살 속에 들어가 있기 때문에 보이지를 않아 없는 것 같이 보인다.

이와 같이 동물의 고환은 살 속에 들어가 있는 것이 있고 밖으로 나와 있는 것이 있다.

고환이 살 속에 들어가 있는 경우는 고환의 온도가 자기 몸의 체온 정도가 유지되어야 정자 생산 기능이 최고로 좋은 동물이고, 밖에 달린 경우는 자기 체온보다 낮아야 정자생산 기능이 잘되는 동물이다. 그래서 고환이 살 속에 들어가 있는 동물은 온정(溫精)동물이라고 하고 밖에 매달린 동물은 냉정(冷精)동물이라 분류한다.

살 속에 들어가 있는 동물은 조류(鳥類)가 있다. 새가 공중을 날 때 고환이 밖에 매달려 있으면 공기저항을 받아 잘 날지 못하거나 방향이 뒤틀려 불편할 것 같아 모두 살속으로 들어가게 만들었고, 어류도 물개를 제외하고는 고환이 모두 살 속에 들어가 있다. 참 신기한 신의 작품이다.

그렇다면 사람의 고환은 밖에 매달려 있으니 냉정동물군에 속해 있음은 분명한 일이다. 따라서 사람의 고환은 체온보다도 3~4℃ 낮아야 정자생산기능이 최고로 발휘된다.

그런데 사람의 고환을 자세히 관찰해 보면 짝짝이로 되

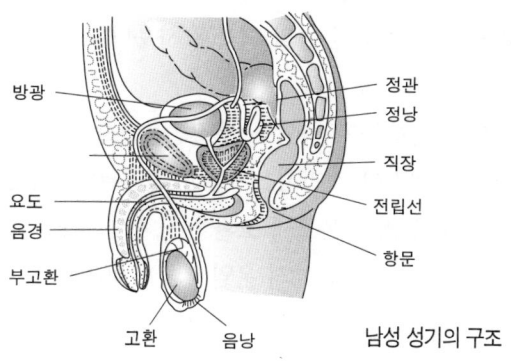

남성 성기의 구조

어 있다. 한쪽이 쳐져 있는 것이다. 오른손잡이는 왼쪽이 쳐져 있고 왼손잡이는 오른쪽이 쳐져 있다. 이 말이 틀린다고 생각되거든 지금 금방이라도 눈으로 확인해 보면 진위 여부가 밝혀진다.

왜 이렇게 고환은 짝짝이로 생겼을까?

오른손잡이는 오른쪽 팔을 많이 쓰게 되니까 오른쪽 근육이 발달되어 체중이 오른쪽으로 쏠리게 되고 왼손잡이는 그 반대의 원리로 반대쪽이 쳐져 있는 것이다. 그리고 이와 같이 엇비슷하게 짝짝이로 매달려 있어야 걷거나 달음질을 할 때에 양쪽 허벅지가 이리 치고 저리 쳐도 고환끼리 부딪히지 않아 상처를 입지 않게 되고 의자나 방바닥에 앉을 때도 서로 미끄러져 터지지 않게 된다. 창조주는 여기까지 세심한 관심을 가지고 우리의 몸을 과학적으로 정밀하게 창조하신 것이다. 여기서 특히 알아둬야 할 일은 우리는 정력의 증진 등의 이유로 사우나탕에 들어가 오랜 시간 온열 처리를 한다.

앞서 설명했듯이 사람은 냉정동물이므로 고환은 항상 선선하게 해줘야 정자생산기능이 증진된다. 이것을 모르고 거꾸로 뜨거운 온도에 고환을 노출시키는 사람들이 많다. 고환을 42℃~43℃의 온열에 30~40분간 노출시키면 정자의 생산기능은 6~7주간 반감된다는 실험결과가 나와 있다.

한편 우리가 애용하고 있는 삼각팬티도 고환의 온도를 높이는 요소가 된다. 고환을 몸에 밀착시키고 외부의 시원한 공기의 유입을 막으니 고환의 온도가 높아지게 된다.

즉 소양제의 역할을 하게 된다. 이런 나의 강의를 들어본 부인들은 남편의 팬티를 트로스형으로 바꿔 입히는 이가 알게 모르게 늘어가고 있다는 소식이다.

그러니까 고환을 항상 시원하게 해주면 종족번식에도 부인에 대한 서비스면에서도 일품의 대접을 받게 된다.

목사님들의 건강을 위한다면

 서울의 유명한 교회의 당회장 목사가 55세의 젊은 나이에 타계했다는 충격적인 보도가 있었다. 그 사인을 알아보니 순환기 계통의 질환이었다고 한다. 이런 유능한 목사의 죽음은 종교계를 위해서나 국가, 사회적인 면에서도 큰 손실이 아닐 수 없다. 그 목사의 경우는 목회 관리를 참 잘한 훌륭한 목회자였다고 높은 칭찬을 받았으나 자신의 건강 관리 문제에는 낙제생이었음을 스스로 증명하고 떠났다.
 아무리 목회 관리를 잘했어도 이렇게 빨리 세상을 떠났다면 신앙계에 대한 치명타요, 성경적인 면에서도 큰 죄악을 남겼다 할 것이다. 자기를 따르던 신도들의 질병이나 환자들의 건강을 위해 끊임없는 안수 기도를 해왔을 터이고 목사는 누구나 성경 속의 신유의 은사가 있는 듯이 비춰지고 있는 것인데 그런 믿음이 그의 갑작스런 죽음 앞에 무너지고 말았으니 말이다.

외국에서 신학대학 교수를 하면서 서울 어느 교회의 당회장을 겸하고 있는 목사님으로부터 질문을 받은 일이 있다.

외국에 나가 있는 목사들 중에 단명으로 세상을 뜨는 후배 목사들이 많은데 그 죽음의 원인을 물어보면 한결같이 과로사라는 말을 듣고 있다는 것이다. 과로를 말한다면 자기가 그 후배 목사들보다 3배 이상 쌓여 있는데도 자기는 오히려 건강하게 살고 있으나 후배들은 애석한 조기사(早期死)를 당하고 있으니 그 이유를 설명해 달라는 요청이었다.

젊은 목사들의 사망 원인을 명확히 알고 보면 모두가 순환기 계통의 오랜 지병이 그 원인임이 분명하다고 설명을 해주니 그제서야 일리가 있다는 수긍을 한다.

나는 어느 교회의 남전도회 헌신예배에 건강관리법 강사로 초청되어 강의를 할 때 '여러 신도님들은 목사님의 가정 심방이나 기타 식사 대접을 할 때 풍성한 식사 대접을 하지 않는 것이 좋겠다.' 하였으니 폭소가 터져 나왔던 일이 아직도 기억에 남아 있다.

어느 교회나 존경을 받고 있는 목사님이라면 누구나 극진히 섬기려 하고 수많은 여전도 회원들은 앞다투어 목사님을 모셔다가 진수성찬의 대접을 하는데 그것이 바로 풍성한 식단과 직결되는 대접이 될 때 목사님의 건강은 점진적으로 탁혈병이란 무서운 질병으로 채워져 단명으로 이어지게 되는 것이다.

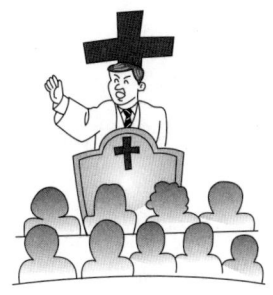

　목사님의 건강과 장수를 위한 생각이 있다면 목사님께 지나친 대접을 해서는 안 된다는 강의를 한 것인데 이 뜻을 이해하지 못한 신도들은 이상한 눈초리를 내게 보냈던 것이다.

　어느 목사이든 교세 확장이나 신도 관리를 위하여 가정 심방은 필수적이다.

　이는 목회의 기본이니까 어쩔 수 없는 일이나 이때 심방하는 목사님들은 대개 최상의 대접을 받게 된다. 그것이 바로 동물성 식품 중심의 대접인데 심방 때마다 이런 대접을 받게 된다면 단명으로 그칠 염려가 큰 것이다.

　이런 의학상식이나 건강관리 지식이 있는 목회자라면 문제가 없겠으나 그렇지 않고 대접을 좋아하거나 모처럼의 호의를 거절 못 하는 목사인 경우 생명의 위험을 느끼게 될 확률이 높다.

목사님의 건강 장수를 위하려면 그런 풍성한 대접은 가급적 피하는 것이 현명한 일이다.

또 목사들 중에는 교회 건축을 하고는 타계하는 분들이 많다는 얘기가 있다. 그 죽음의 원인은 스트레스와 과로라고 입을 모은다.

그러나 이 죽음도 스트레스나 과로가 원인이 아니라 평소에 그런 대접을 받고 온몸에 쌓여 있는 동물성 단백질과 지방분이 심장이나 뇌의 모세혈관의 직경을 좁혀 놓은 상태에서 순간적인 긴장이나, 정신적 충격을 받았을 때 돌연사 또는 졸도사나 급사의 형태로 나타나게 되는 것이다.

이런 결과는 비단 목회자뿐이 아니다. 일반인도 마찬가지이다.

《구약성경》의 다니엘서 1장에 보면 사치성 음식을 먹지 말라는 구절이 있다. 성경의 말씀대로 식생활을 실천해 왔다면 과로사나 돌연사 또는 순환기 계통의 질병 때문에 단명으로 갑작스레 세상을 떠나는 일은 절대로 없다. 성경은 2600년 전부터 이런 불행을 막기 위하여 주옥같은 말씀을 남겼다.

- 사람이 만일 온 천하를 얻고도 제 목숨을 잃으면 무엇이 유익하리요. 사람이 무엇을 주고 제 목숨을 바꾸랴. (막 8:36-37)

고기가 주식인 미국 사회의 성인병

 나는 지난해 겨울 2개월간 미국 한의사회의 초청으로 건강관리 강의차 미국에 다녀왔다. 원래는 1개월 예정으로 갔으나, 그쪽의 순회강의 스케줄에 따라 한달을 더 연장체류하면서 교민들의 건강생활을 위하여 봉사하고 돌아왔다.
 현지의 텔레비전과 라디오, 신문에 연일 인터뷰 기사와 함께 광고가 나갔고 곳곳의 크고 작은 강의장을 다니며 불치병의 예방과 치료방법에 대하여 강의를 하였던 것이다.
 이번 미국 초청강의에서 특별히 기억에 남는 것은 그곳의 한의과대학의 대학원 박사과정에서 강의를 한 일이다.
 누구나 다 아는 바이지만 미국은 의술이나 의학면에서 세계의 최선진국인데 그런 미국에서 의사도 아닌 나를 특별히 인정하고 의술에 관한 강의를 하게 하였다는 것은 믿어지지 않을 일이나 이번 미국여행을 하면서 느낀 것은 그 선진국에도 불치병 환자가 엄청나게 많다는 사실이다.

당뇨병만 하더라도 공식적으로 확인된 환자수는 1,600만이나 된다 하며 매년 80만 명씩 새 환자가 늘어가고 있는 추세라는 발표가 있었다.

그 위에 통계에 잡히지 않은 환자까지 합치면 당뇨병 환자는 전체 미국민의 10%선에 이를 것이라 한다.

그 외에 고혈압, 동맥경화, 심근경색, 협심증, 관상동맥, 뇌졸중 등 순환기 계통의 질환까지 합치면 몇 천만 명의 불치병 환자가 더 있을 것 같고 여기에 두통, 편두통, 어지럼증, 우울증, 치매 등 질환까지 합치면 미국도 불치병 천국이 되어 있을 것이 뻔하다.

왜 그렇게 불치병 환자가 많은 것일까?

그 근본 원인은 현대 의학 연구가 빗나가 있다는 사실이고 그 때문에 의과대학에서 가르치고 있는 의술조차 엉터리가 되지 않을 수 없기 때문이다.

이런 소리를 하면 설마 그럴 리가 하며 나의 말을 믿어주지 않을 것이나 실제로 미국에서 나와 만난 어느 의사의 말을 들어보면 의과대학 교수들한테 배운 의술을 가지고 진료를 하다보니 고쳐지는 병보다 안 고쳐지는 병이 더 많다는 것이고 그 비율은 3:7 수준에 있다며 대단히 불안해하고 있었다.

그래서 어떤 의사는 간판을 내려야 할 판국이라는 불평도 한다.

사실이 이럴진대 의술계에서는 초비상이 걸리지 않을 수 없게 되어 있는 것이다. 이런 지푸라기라도 잡으려는 초조한 심정이 발동하여 한국에까지 와서 나를 초청하여 불치병 치료법을 배우려 했던 것이다.

 이번 미국여행에서 깜짝 놀란 일이 있다. 그 나라가 넓고 부자나라라는 것은 따질 것이 없겠으나 미국에 살고 있는 우리 교민들 중에는 불치병 환자들이 엄청나게 많다는 사실이다.

 당뇨병, 고혈압, 심장질환 환자가 우리나라의 3배가 넘는 것 같았고 미국의 음식에는 고기류가 주류를 이루고 있다는 점이다. 고기가 지나치게 풍성하고 값도 싸고 맛이 대단히 좋다.

 현지에서 들은 얘기지만 미국에서 나오는 고기 중 가장 맛이 있는 것은 군인들에게 공급되고 다음 등급이 일반 국민에게 돌아가며, 그 밑의 등급이 수출된다는 사실이다. 그러니 미국사람들은 고기를 많이 먹고 주식으로 삼고 있다.

 미국에 순환기계통의 불치병 환자가 많다는 것은 이런 식생활 문화가 이끌어낸 것인데 미국 사람들은 이런 원리를 잘 모르고 절제없이 섭취하고 있으니 이런 불치병들로 고생을 하며 결국 그 때문에 고혈압·당뇨병·심장병은 물론 과로사나 급사, 돌연사를 증가시켜가고 있는 것이다.

 나는 이번 미국여행에서 육식 위주의 식사는 모든 불치

병의 근원이라는 것을 주지시키며 다시 한번 건강에 대한 사람들의 상식부재를 일깨워주고 돌아왔다.

우리도 이런 사실을 참고하여 각자의 건강은 스스로 대처해 가는 슬기로운 식생활을 해 갔으면 하는 생각이다.

뇌내혁명의 거짓말

 연전에 일본에서 발간된 《뇌내혁명(腦內革命)》은 일본에서 베스트셀러 중의 베스트셀러가 되었다. 들려오기로는 상·하권 합하여 1,000만부 가까이 팔리는 선풍적인 인기를 모았다고 하며 그런 이유 때문에 우리나라의 어느 출판사에서도 이 책의 번역판을 내고 엄청난 광고를 하며 독자들을 불러모았다.

 그래서 나도 이 책을 사서 열심히 읽어 보았다. 하지만 결과는 실망뿐이었다. 한마디로 엉터리가 태반이었기 때문이다. 남의 책을 읽고 엉터리라 공개한다는 것은 비신사적인 일이다. 그러면서도 그 엉터리 내용만큼은 짚고 넘어가야 건강을 희구하는 국민들의 바른 건강생활에 참고가 될 것이라 믿고 진실을 밝혀 본다.

 《뇌내혁명》의 허와 실에 관한 구체적인 내용은 나의 저서 《건강혁명》에 상세히 밝혀 놓았지만 당초 그 비판의 글이 나가자 나를 아끼는 분들은 큰 걱정을 했다. 일본에서 1,000만 부 가까이 판매된 책이라면 아무도 이에 대한 반론을 제기할 만한 사람이 없을 텐데 한국에서, 그것도 무명의 저자가 이 엄청난 파장을 일으킨다는 것은 '계란으로 바위치기'라는 우려 때문이라 했다.

나는 이때 그 책이 일본에서 그렇 높은 인기를 얻고 있다는 것은 일본 사람들도 건강에 관한 한 문맹, 즉 무식한 사람이 많기는 마찬가지라는 생각을 하고 있었다.

그런 일이 있은 지 얼마 후 일본의 저명한 월간 잡지 《문예춘추》에서 '뇌내혁명의 거짓말'이란 제목으로 비판론이 터져나왔다. 이때 이 잡지를 읽은 나의 친지들은 그때서야 나의 안목을 인정해 주었다.

그후 또 얼마 있으려니 《뇌내혁명의 거짓말》이란 단행본이 일본에서 발간되었다. 읽어 보니 구구절절 나의 지적과 꼭 맞는 내용이었다.

그러면 그렇지!

일본엔들 올바른 평론가가 없을 리 없는 것이었다.

이 책이 나온 이후 《뇌내혁명》은 쓰레기통에 들어가야 할 단계에 이른 것이다. 엉터리와 거짓말로 꽉 차 있으니 더 이상 일본 국민을 속일 수 없기 때문이다.

그로부터 1년 가까이 지난 어느 날 우리의 모 TV 방송에서 《뇌내혁명》의 저자를 초청, 신바람 건강법의 창시자인 Y대 교수와 함께 출연시켜 시청자를 현혹시키는 방송을 내보냈다.

 일본에서는 이미 쓰레기통에 들어간 내용을 우리는 거꾸로 보물단지를 얻은 것인 양 두 시간 가까이나 열띤 방송을 해대니 이래도 좋은지 알 수 없는 일이었다.

 방송국의 생명은 진실에 있어야 하는데 일본에서는 죽어가고 있는 이런 엉터리 내용을 과대포장해서 우리 국민들의 건강을 무식의 함정으로 빠트리고 있으니 우리 방송의 질적 수준이 걱정될 뿐이다.

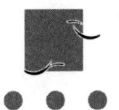

3. 웃는다고 병이 낫나

배꼽 빠지는 엉터리건강론들

- 배가 아프면 배꼽에 고약을 발라라.
- 머리가 아프면 이마에 파스를 붙여라.
- 방귀가 잦으면 항문을 휴지로 막아라.

이런 건강론이 있다면 이는 엉터리 건강론임을 즉시 판단하게 된다. 그러나,

- 무릎이 아프면 체중을 줄여야 한다.
- 허리가 아프면 허리를 안정시켜야 한다.
- 당뇨병은 운동부족이 그 원인이다.

이런 수준의 건강론이 있다면 누구에게나 그럴듯하게 들려 아무런 거부감 없이 그대로 받아들여진다.
하지만 이런 건강론도 배꼽 빠지는 건강론임에는 틀림

이 없다. 우리 주변에는 이런 엉터리 건강론이 판을 치고 있기에 불치병 천국을 이루고 있는 것이다.

■ 또 어느 저명한 의학박사는 건강하기 위하여 고기를 일절 먹지 말라고 주장한다.

■ 어느 의학박사는 고기가 무슨 상관이냐, 고기를 많이 먹어야 기운을 차려 건강하게 된다고 강한 반론을 제기하고 나섰다.

■ 어느 영양학자는 1일 2,500~3,000cal의 영양을 골고루 충분히 섭취해야 질병이 없는 건강생활을 할 수 있다고 역설한다.

■ 또 다른 저명한 의대교수 출신의 건강론자는 체질별로 음식을 가려 선택하여 섭취하여야 건강해진다고 주장하고 있다. 즉 철저한 편식법이다.

이렇게 학자마다, 의사마다, 건강관리 강사마다, 방송마다, 신문·잡지마다 서로 다른 주장이 내세워지고 있는 것을 보면 건강관리에 관한 한 원칙이 없고 기준이 없어 도무지 갈피를 잡지 못하게 하는 상황이다.

왜 이렇게 각기 다르냐고 물어보면 모두가 저쪽 이론이 틀렸고 자기의 이론이 옳다는 주장이다. 모두 상대방의 이론이 틀렸다면 맞는 건강론은 하나도 없다는 결론이 아닌가.

병원에서 고치지 못하는 질병이 80%나 된다는 현실이

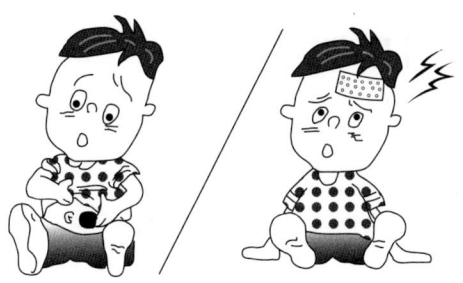

니 어중이 떠중이 중구난방 원칙없는 건강론을 멋대로 펴내어 판단에 혼돈만을 가중시켜 오히려 건강을 훼손시키고 있는 것이다.

뿐만 아니라 책방의 건강코너에 가 보면 건강서적이 수백 가지나 쏟아져 나와 있다. 모두가 그럴싸하게 써 있지만 자세히 읽어 보면 대개가 배꼽 빠지는 건강론이 태반이다.

모두가 건강문맹자가 되어 있으니 가짜들이 진짜 행세를 해도 탈이 안 난다.

갑자기 명의가 된 의사

나의 저서 《건강혁명》을 읽고 찾아온 의사가 있었다.

의사개업 25년간 여러 가지 불치병을 해결 못 하고 있던 자신이 건강혁명을 읽고 그대로 환자들의 치료를 해보니 누워 떡먹기식으로 치료가 잘 되더라는 것이다.

여기서 나의 자연요법에 믿음이 생겨 책 속에 노하우로 묻어둔 PTM법을 배우고 싶어 찾아왔다는 것이다. 너무나도 간절한 요청이었기에 좀체로 털어놓지 않았던 몇 가지 질병의 치료 방법을 가르쳐 주고 그대로 환자들의 치료를 해 보라 했더니 너무나도 신기하게 치료가 되었다며 기쁨의 환성을 올리는 것이었다.

그가 배워간 질병의 치료방법은 허리디스크 치료법을 위시하여 좌골신경통, 목디스크, 무릎관절염, 두통, 편두통, 어지럼증, 견비통 등의 치료방법이었고 특히 기뻐했던 것은 15년간 앓아왔던 자신의 두통이 단 한번의 치료로 완치가 된 사실이었다 한다.

그래서 그는 하루 아침에 명의가 된 셈이었고 그 방법으로 많은 환자들을 치료할 수 있게 되었으니 지금에 와서 참의사가 된 보람을 느끼고 있다는 것이다.

뿐만 아니라 미국에서 한의원을 개업하고 있는 한 의사도 《건강혁명》을 읽고 나를 찾아왔다.

이 한의사도 한의대에서 배운 의술을 가지고는 환자들의 치료가 제대로 안 되자 간판을 내려야 할 판국에 나의 책과 만나 그 신기함에 놀라 비법을 배우러 왔다는 것이다.

나는 이 요청을 거절하다가 젊은이의 뜻이 하도 간절하여 미국에까지 건너가 PTM의 비법을 가르쳐 주고 미국에서도 불치로 해결 못 하는 여러 가지 질병의 치료법을 가르쳐 주고 돌아왔다. 그 후 이 한의사도 일약 명의가 되어 줄지어 찾아드는 환자들을 다 소화시키지 못할 정도가 되었다는 소식을 들었다.

이 두 의사의 예에서 보듯 현대의학에서는 너무나도 많은 불치병들을 해결 못 하고 있는 실정이라 수많은 국민들이 불치병으로 많은 고통을 받고 있다.

병원의 폐업속출 사태

농협에서 발행하는《농민신문》에 의하면 외국의 차관으로 시설된 농어촌과 공단 지역의 67개 병원 가운데 12개 병원이 극심한 경영난으로 문을 닫았다는 보도 내용이다. 극심한 경영난이 원인이라면 병원을 찾는 환자수가 적어 의료비 징수가 되지 않기 때문으로 풀이할 수 있는데 아무리 생각해 봐도 이상한 일이다.

지금 농어촌이나 공단 할 것 없이 환자수가 대단히 많다는 것은 여러 기관 단체에서 실상을 조사 발표한 것으로 보아 알 수 있는 일이고 그 환자들은 질병 때문에 상당한 고통 속에서 장기간 투병생활을 하고 있는 것으로 나타나 있다. 그런데도 병원이 수지가 맞지 않아 폐업을 하고 있다니 이상한 일이 아닐 수 없다.

병원에 환자가 많으면 경영난이 있을 수가 없는 일인데, 경영난에 봉착해 있다면 환자수가 없어 병원이 텅텅 비어 있다는 것을 말한다. 외국의 돈을 빌려다 건설한 병원이니까 병원시설은 현대화된 훌륭한 병원이겠지만 그런 우수한 시설을 갖춘 병원이라 할지라도 병을 못 고치는 병원이 되어 있다면 환자가 병원을 찾아갈 리가 없다. 병원은 명실공히 병을 고치는 곳이니까 병원을 찾아간 환자의 질병은 어느 병이라 하더라도 고쳐내야 하는 것이 우리의 염원이다.

그러함에도 최근 발생되고 있는 질병 가운데는 고칠 수 있는 병보다 고치지 못하는 병이 더 많아 환자들 중에도 이 사실을 먼저 체험적으로 알아내어 병원에 가서 헛돈을 낭비하지 않겠다는 생각을 하는 사람들이 많다. 즉 의료기관에 대한 불신감정의 팽배가 현실로 나타났다고 볼 수 있다.

이런 사실을 볼 때 병원수를 늘리는 것도, 병원 시설을 현대화하는 것도 물론 필요한 일이나 그에 앞서 명의들을 양성하여 불치병 없는 병원이 될 수 있게 하는 것이 급선무가 아닐까. 실력없고 불치병을 해결 못 하는 의사들을 병원에 배치하고 있다면 그런 병원은 문을 닫을 수밖에 없다.

여성개발원에서 농촌여성 2,000명을 대상으로 건강실태를 조사해 보니 그 중 아픈 사람이 1,998명이고 안 아픈 사람은 2명에 불과하다는 사실은 농촌에 명의가 없다는 사실인 바 만일 명의만 있다면 농촌 지역은 명실상부한 의료계의 황금어장이 되어 문을 닫을 이유가 없게 될 것이다. 참으로 아쉽고 안타까운 일이 아닌가. 여기서도 외화만 낭비한 꼴이 되었으니 아쉬움은 더하다.

한심한 명의 탐방

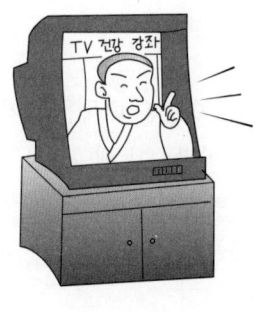

어느 TV의 인기 프로그램에 '명의탐방'이란 제하의 방송이 있다기에 관심을 가지고 보았다.

그 명의가 누구인가? K대 교수를 지내다가 돌연 지방의 한의과대학에 입학하여 각 매스컴에 떠들썩하게 소개된 적이 있었던 K한의사였다.

명의가 되려면 아무리 못해도 의사생활 20년 이상의 경륜을 쌓아야 한다는 것이 상식인데 한의대를 갓 졸업한 사람을 명의라고 소개하니 과연 어떨까 하는 생각에 그의 명의술(?)을 지켜보았다.

한마디로 어처구니없는 내용이었는데 나만이 그런 생각

을 가지게 된 것이 아니었나 보다. 그 다음날 《조선일보》의 만물상이 호된 질책을 하고 나선 것을 보니 나보다도 더 심한 역겨움을 느낀 것 같아 그대로 적어 본다.

남자의 성기는 지팡이, 여자 성기는 동굴, 성교란 지팡이로 동굴을 ××는 것, 이때 여자는 오르가즘을 느끼나 남자는 사정할 때 오르가즘을 느낀다. 섹스는 ×× 때 하라. 특히 남자들은 썩은 밧줄로 황소를 잡아당기듯 조심스럽게 해야 한다.

이는 방사의 기교를 담은 비전의 방중술 대목을 옮겨 놓은 것이 아니다. 그렇다고 시장의 약장수가 행인들을 모아 놓고 읊어대는 사설도 아니다. 안방시청자를 상대로, 그것도 가정주부들이 가장 많이 시청하는 아침방송으로 방영된 것을 간추린 내용이다.

음란한 비속어로부터 '접이불사' 같은 성애 테크닉까지 휘둘러대는 김씨의 능란한 방중술 강의에 방청석 아주머니들은 까르르 웃어댔다. 안방 시청자들은 흥미 반 놀람 반으로 이를 지켜봤지만 공중파가 지켜야 할 마지노선마저 깬 노골적인 섹스강의였다는 비판이 거셌다.

예전에도 아들 낳는 법을 소재로 삼아 호된 지탄을 받은 공중파 TV가 최근엔 아침방송에 이부자리 대화를 방불케

하는 전화방을 개설하더니 이제는 내놓고 폭력과 섹스를 상품화하고 있다. 근래엔 건강상식이란 미명하에 뉴스에까지 섹스를 팔고 있다. 여기에 입담 좋은 대학교수들의 검증 안 된 건강법이 선풍을 일으키고 있다. 우리에겐 방송윤리라는 게 있고 미풍양속을 지켜야 할 의무가 있다. 특히 영화처럼 등급이 없는데다 불특정 다수가 보는 공중파 방송에 쓸 말, 안 쓸 말이 있으며 최소한의 조심성과 절제는 있어야 한다. 시청자의 건강을 위하기 전에 TV가 먼저 건강해져야 할 판이다.

C 방송은 이런 수준의 한의사를 명의라 하는가 보다. 의사가 된 지 1년밖에 안 된 풋내기를 명의로 추켜세운 것은 세계 역사상 우리밖에 없고 그것도 C 방송밖에 없다. 그런 사람이 명의라 한다면 우리나라는 명의 천지가 되어야 할 판이다. 의사의 명강의라면 남들이 못 고치는 불치병을 고치는 특수한 비법강의가 되어야 함은 설명의 여지가 없다.

풋내기 한의사가 그런 비법을 가지고 있을 턱이 없는 상태에서 방송국의 요청을 거절하기도 어려웠을 것이고 할 수 없이 섹스 비법이라도 늘어놓을 수밖에 없었던 것이 그런 화를 자초하게 된 것이 아닌가 한다.

나는 K교수를 당초 실력있는 철학과 교수로 알고 있었고 그 분의 책도 읽고 평소 존경심을 가지고 있었던 터에 이 방송을 듣고 K교수의 철학세계의 내면 수준을 알게 되었다. 또 그의 의술 수준도 알게 되었다.

C 방송의 '신바람 건강법'의 명강의라는 것도 이런 수준임을 알게 되었다. 이런 수준의 교수만을 선별하여 한탕 웃음만 자아내면 방송은 성공작으로 믿고 사명을 다한 것으로 알고 있는 모양이다.

이런 건강방송을 듣고 진정한 건강을 되찾은 불치병 환자가 몇 명이나 되는지 조사해 볼 때도 된 것 같다. 방송에는 진실이 있어야 하고 감동이 있어야 한다. 웃기는 것만으로 불치병이 고쳐지며 건강하게 된다고 떠들고 있는 명강의는 밥그릇 키워가기 위한 술수일 뿐 실제는 빈 깡통이라는 사실을 먼저 알아야 한다.

웃는다고 병이 낫나?

서울의 모 방송국에서는 '신바람 건강법'의 개발자라고 하는 Y대의 체육생리학과 교수를 데뷔시켜 선풍적인 인기를 끈 적이 있다. 그리하여 건강상식이 없는 수많은 시청자, 특히 부녀자들의 시선을 끌어 이 방법만 가지면 건강은 완전히 확보되는 것으로 인식시키려 했다.

그 후 이 프로의 인기도를 지속시키기 위해서 그랬는지 아니면 국민건강에 크게 기여하기 위하여 그랬는지 '웃기는 건강법'이란 시간을 마련하여 비슷한 내용의 방송을 되풀이하면서 시청자들의 눈과 귀를 현혹시켰다.

어느 날에는 일본에서 105세의 쌍둥이 할머니 두 분을 방송에 출연시켜 '웃기는 장수법'을 꾸며 소개하기도 했다.

'할머니의 장수 비결은 어디 있다고 봅니까?' 하는 H교수의 질문에 '항상 웃고 사니 그렇다'라는 대답을 유도해 냈다. 무대에 나와 연출하는 모습이 마치 동물원의 원숭이들의 표정 같아 웃기는 방송으로서는 일단 성공한 셈이다. 즉 '코미디 건강법' 으로서 성공했다는 말이다.

우리의 건강을 코미디 가지고 해결할 수만 있다면 그 숱한 병원이나 의사가 필요할 것 같지 않다. 병원이 있다 해도 내과, 외과, 신경과, 정신과 등을 없애고 '웃기는 과나 코미디과' 만 신설하고 그 진료실에 그 H교수나 방송국의 코미디언들을 의사로 고용하여 치료케 한다면 해결될 일을 뭣 때문에 어렵게 그 많은 의사들을 양성하고 막대한 의료시설과 연구시설에 투자를 하여 헛된 돈만 낭비케 하는가.

우리나라의 옛말에 '일소일소(一笑一少) 일노일노(一怒一老)' 라는 말이 있다. 한 번 웃으면 한 번 젊어지고, 한 번 노하면 한 번 늙는다는 속담이다.

건강 장수를 위하여 노하지 말고 웃고 살라는 것인데 옛날 어른들도 이런 훌륭한 생활지혜를 교훈적 지표로 삼아 지금의 '웃기는 건강론' 에 앞서 실천케 하여 왔기에 하등 새로울 것은 없다는 것이 뜻있는 분들의 지적이다. 사실에 있어 '신바람이나 웃기는 건강법' 가지고 건강 장수나 불치병 치료가 된다는 생각은 코믹한 발상이다.

연전에 나는 건강 강의 초청을 받고 약 2개월간 미국에 다녀 왔다. 그곳에도 '신바람 건강법' 이 건너와 웃기고 갔는데 그곳의 의사들도 코웃음을 쳤다는 말을 들었다.

어쨌든 H교수의 재주는 놀랍다. '신바람 건강법'이나 '웃기는 건강법' 만으로는 불치병 치료가 안 된다는 사실을 H교수도 모를 리 없을 텐데 이 방법을 가지고 불치병 치료가 된다고 소리치며 열풍을 일으키고 있으니 그 뚝심이 대단하고 놀랍다는 것이다.

더욱 재미있고 안타까운 것은 이런 건강법에 현혹 심취되어서 배꼽을 쥐어짜며 박수와 찬사를 보내는 청중들의 모습이다.

건강학의 진수를 모르고 하는 것이니 별 수는 없다.

원로들의 건강관리론

사회 원로들의 건강관리 방법이 신문·잡지에 자주 소개되고 있다. 만고풍상을 다 겪어오신 분들이기에 그분들의 한마디 한마디는 현세를 살아가는 청·장년들에게는 좋은 교훈이 되기도 하고 본보기가 되어 값진 삶의 지표가 될 때가 많다.

그런 점에서 이제까지 살아오신 그분들의 건강비결은 건강불안시대를 살아가는 우리들에게 진실한 삶의 지식이 되지 않을 수 없다.

그러기에 신문 잡지의 기자들도 건강생활을 하고 계신 원로들의 건강관리 방법을 찾아 만인에게 소개함으로써 국민건강 증진에의 길을 열어주려 노력하고 있다고 본다.

'건강은 인생 최고의 자산이요, 건강을 잃으면 천하를 잃는다.'는 격언대로 건강이 있어야 인격적인 대접도 받게 되고 영예도 누리게 될 일이다. 원로의 건강관리의 실제는

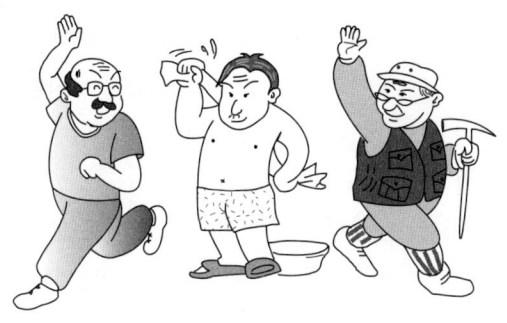

어느 건강론보다도 값진 기삿거리이다.

원로들이 말하는 건강관리법은 자전거타기, 만보걷기, 소식과 절식, 가벼운 운동과 등산, 조깅, 숙면, 스트레스 해소, 근심과 걱정덜기, 욕심버리기, 과로억제, 냉수마찰 등 중에서 한두 가지가 소개되어 나온다.

그러나 이런 기사를 보면 나는 실망감에 젖을 때가 가끔 있다. 이런 건강관리법으로 건강 유지를 하고 있다는 원로들 중에는 앞에서 열거한 방법으로 해결할 수 없는 두통, 편두통, 관절염, 신경통, 당뇨병, 고혈압 등으로 몹시 고통을 받아 오다가 나의 도움으로 그 불치병들이 신기하게 치유가 된 분들이 있다. 하지만 과거에 가지고 있었던 지병들은 이런 인터뷰에서는 일절 감추고 현재의 건강 유지법만을 소개하고 마치 그런 방법이 건강장수의 전부인 양 말하고 있으니 실망하지 않을 수 없다.

만인이 듣고자 하는 것은 그와 같은 겉치레의 건강관리법이 아니고 과거에 앓았던 질병들의 원인과 대책을 솔직하게 들려주는 쪽이라 믿고 그것이 40대의 사망률과 뇌졸중 환자가 세계 제일이라는 우리의 고민을 덜어주는 진솔한 설명이 되지 않을까 생각된다.

과거에 앓았던 질병을 무슨 방법으로 치료했다 해도 그분들의 인격이나 체면에 손상이 갈 일은 아닌데 그런 알맹이 빠진 어설픈 건강관리론을 가지고 '나의 건강장수의 비결은 이것이다.' 한다면 이는 위선으로 실상 만인의 건강관리에는 큰 도움이 되지 않는 일이다.

어느 기공법 치료사의 진실

　모 문화재단의 회원연수회가 충청도 깊은 산중의 고급 호텔에서 열렸다. 대개 중·노년층의 사회적으로 명망이 있는 분들의 연수이기에 여기에 초청되는 강사들도 실력과 명성이 높은 분들이라서 강의 수준도 대단히 높았다.

　여기에 대구지방에서 유명하다는 기공법 치료사가 초청되어 질병치료를 위한 기공법 실습이 있어 연수생들은 큰 관심을 가지고 지켜보았다. 기공법 치료사의 설명으로는 기공법으로 만병통치의 신기한 치료효과가 있다는 것이어서 호기심이 생기지 않을 수 없었다.

　설명이 일단 끝나고 350여 명이나 되는 연수생을 향하여 몸에 이상이 있는 분들은 모두 자리에서 일어서라고 하니 한 사람도 빠지지 않고 모두 일어섰다. 모두 일어선 것을 보니 이상이 없는 사람이 없는 것 같았다. 그러니까 크고 작은 차이는 있어도 환자 아닌 사람은 한 명도 없어 보였다. 일어선 사람은 모두 두 손을 앞으로 뻗치고 손바닥을 위로 하여 3분간만 눈을 감고 서 있으면 자기의 기(氣)가 전달되어 모든 질병이 없어진다고 하였다.

이 말을 듣고 모두가 큰 기대를 가지고 시키는 대로 하였다. 3분이 지난 후의 '동작 그만!' 하는 구령은 딴 사람이 하고 그 기공치료사는 온데간데없이 사라져 버렸다. 싱겁기 한이 없는 쇼 같은 느낌이었다.

이 기공치료법을 전수받고 몸의 이상이 없어졌다고 하는 연수생들은 한 사람도 없는 것 같았다. 80이 넘은 고령의 할아버지 한 분은 '별 싱거운 사람 다 보았네……' 하며 혀를 차기도 하였다.

이날 저녁 유명하다는 기공법 치료사의 만병통치론이란 그 진실이 완전히 밝혀진 셈이다. 즉 기공법이라는 것이 효과없는 거짓 치료법이라는 것을 여러 사람들 앞에서 확실히 보여주고 사라진 것이다.

운동과 건강

 우리 모두는 운동이 건강의 제일 요소가 된다고 굳게 믿고 있다. 그래서 현대를 살아가는 문화시민들은 너나 할 것 없이 등산, 수영, 조깅, 테니스, 조기축구, 만보걷기, 배드민턴, 자전거타기, 에어로빅 등의 운동 중에서 연령과 체질 또는 취향에 따라 선택적으로 운동을 하는가 하면 어떤 주부나 남성들 중에는 하루 종일 여러 운동 장소를 번갈아 찾아다니며 땀을 빼는 이들도 적지 않다. 이런 마당에 운동은 건강의 만능수단이 될 수 없다고 한다면 반론을 제기하는 분들이 많을 것이다.
 나의 친구 중에 등산을 매우 좋아하는 예비역 장군이 있었다. 이 친구는 1년 365일 중 360일은 등산을 했기에 우리나라의 산이라 이름 붙어 있는 산은 안 가본 곳이 없을 정도여서 산에 관한 한 '걸어다니는 백과사전'이라는 소리를 들었다.

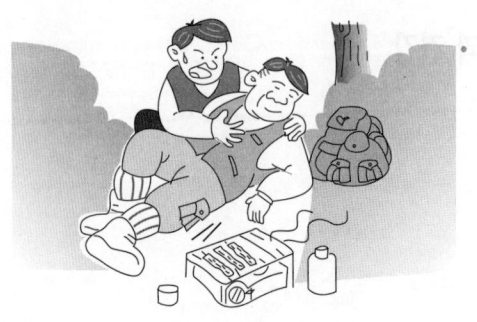

 그런데 등산할 때마다 그의 배낭에는 삼겹살, 갈비, 불고깃감이 마련되어 있었고 양쪽 허리에는 물통이 2개 매달려 있었는데 한쪽은 양주로, 다른 쪽은 음료수로 채워져 있었다.

 동료들과 함께 산정에 올라서서 양주에 불고기로 양기를 돋우며 발 아래 펼쳐져 있는 산야를 내려다보는 기분이란 정말 좋았다. 매일매일 이런 기분과 충분한 영양식에 맑은 공기와 물을 마시며 충분한 운동으로 단련된 체질이 되고 있었기에 그는 항상 백수(百壽)는 문제없다고 장담했다.

 그러던 어느 날 그는 등산을 하고 집으로 돌아가는 길에 갑자기 쓰러져 병원으로 실려갔는데 입원하자마자 숨이 끊어졌다고 한다. 52세의 아까운 나이였다.

 《기적의 조깅법》의 저자 제임스 획크는 조깅은 건강의

요체라고 장담하며 세계인의 이목을 집중시키고 미국의 대통령이었던 카터까지도 조깅에 몰두하게 한 장본인이었는데 어느 날 아침 조깅을 하다가 갑자기 심장마비로 쓰러져 죽었다. 이 얘기는 무엇을 뜻하는가.

세인들은 이것을 보고 넌센스 중의 넌센스로 평가하고 있다.

뿐만 아니라 일본 스모 선수의 80%가 당뇨병에 시달리고 있다는 보도가 있었는데 이와 같은 여러 가지 사실들을 생각해 볼 때 운동이 건강의 원천이라 과신할 수는 없다.

물론 이런 질병이 있기 전의 운동은 바람직한 일이지만 일단 심장병, 고혈압, 당뇨병, 동맥경화 등 순환기 계통의 질병에 걸려 있는 체질은 운동만으로는 절대로 치료되지 않는다.

운동은 근육운동일 뿐 순환기 계통의 질병을 해결할 묘수는 아니라는 사실을 알아두는 것이 현명하다.

운동으로 병이 나을까?

어느 유명한 건강잡지에 실린 Y대학 교수의 건강론을 읽고 아연실색한 일이 있다. 심장병, 당뇨병, 고혈압, 간장병, 위장병, 각종 암 등 요즘 널리 만연되고 있는 성인병, 즉 불치병을 운동으로 완전히 고칠 수 있다는 설명이었다.

만일 운동으로도 고치지 못하게 되면 이는 체질에 맞는 적당한 운동이 되지 못했기 때문이라는 결론을 내리고 있다.

도대체 질병의 정도에 맞는 적당한 운동이란 어떤 것인지 명확하지도 않고 그런 운동으로 불치병을 완치시켰다는 얘기를 들어본 바도 없다. 또한 지금 세계적으로도 문제시되고 있는 불치병을 적당한 운동으로 고칠 수 있다면 그런 질병으로 죽어갈 사람이 아무도 없을 것이고 최근 우리나라에만도 일천만 명이 넘는 불치병 환자들이 고통받고 있을 이유가 없다.

적당한 운동이 이런 질병의 치료법이 된다면 이런 질병

으로 입원하고 있는 환자들을 적당한 운동요법으로 치료시켜야 할텐데 사실인즉 그런 병원을 찾아보지 못하고 있다.

또 호주의 멜버른 대학의 심장병 전문교수가 심장병에 관한 강의차 출장을 가다가 비행기 안에서 심장마비로 급사했다는 기사가 해외토픽으로 보도되었는데 심장병 전문의가 자기 병을 운동요법으로 고칠 수 있다고 알았다면 왜 그렇게 갑작스런 죽음을 맞아야 했을까.

또 우리나라에서 당뇨병의 최고 권위자라고 자타가 인정하고 있는 의사 한 분은 진료실을 8층 꼭대기에 마련해 놓고 그 방으로 통하는 길목에는 엘리베이터조차 없게 했다. 진료를 받으러 오는 당뇨병 환자들을 운동시키기 위한 조치라고 한다.

그러나 그 병원을 드나드는 당뇨병 환자 중에 그런 운동 때문에 당뇨병이 완치되었다는 얘기를 들어본 일이 없다. 한마디로 말해 운동이 만병통치의 기본으로 생각해 운동요법을 강조하고 있는 것은 엉터리임을 알아두어야 한다.

이런 엉터리 건강론을 추방하지 않고는 진정한 우리의 건강은 확보할 수 없다.

무식한 건강론

우리나라에서 당뇨병 전문의로 가장 권위 있다는 K박사가 오랜 세월 당뇨병에 시달리고 있다는 사실이 여러 사람의 입을 통하여 세상에 흘러나오고 있고 어느 대도시의 의사 70% 가량이 당뇨병에 걸려 있다는 놀라운 사실도 은밀한 소문으로 알려져 나왔다.

이런 사실을 어느 잡지에 투고하는 글에 쓰려고 의사로 있는 나의 친구에게 얘기했더니 극구 반대했다. 이런 사실이 잡지에 실리면 의사들의 체면이 깎인다는 것이다.

왜 의사들이 이런 불치병에 걸려 있고 또 그런 질병을 스스로 고치지를 못하고 있는 것일까. 의사들이 당뇨병의 발생원인을 정확하게 모르고 있기 때문이다. 병을 치료해야 하는 의사들이 발생원인을 모르고 있으니 일반인들이야 별 수 있겠는가 말이다. 그러니 엉터리 건강론이 쏟아져 나와도 비판의 대상이 되지 않는다.

한마디로 우리 모두는 건강에 관해 무식하기 때문이다. 세상 사람들은 대개가 건강문제에 관해서는 일가견을 가지고 있다고 자부하고 있는 판인데 이를 무식하다고 한다면 역공을 당할 일이다.

당뇨병으로 오랜 세월 고생을 하고 있는 환자들은 당뇨병에 관한 한 모두가 권위자가 되고 있는 듯이 보여진다. 그러나 그들의 설명을 자세히 들어보면 한결같이 엉터리뿐이다. 일생 동안 그 엉터리 치료법을 가지고 제일이라고 자랑하고 있으니 불치의 당뇨병을 평생 달고 다닐 수밖에 없게 된다.

지금 우리 주변에는 건강론이 홍수처럼 많이 쏟아져 나와 있다. TV와 라디오를 통하여 매일같이 방송을 하고 있고 신문잡지에도 무수히 기사화되어 나오고 있다.

그러면서도 앞서 열거한 이변이 생기거나 집집마다 환자없는 가정이 없을 정도로 건강불안시대가 조성되어 가고 있다. 이것은 올바른 건강관리론 없이 엉터리가 판을 치고 있기 때문이다.

그런 엉터리 건강론들을 추방하거나 맥을 못추게 하기 전에는 전술한 이변사건이나 고통받는 환자수를 감소시킬 방법은 없다고 보여진다.

전직 대통령의 고혈압

2년 여의 옥고를 치르고 나온 전직 대통령이 출감한 지 2개월 만에 IMF 한파에 밀려 나라의 경제사정이 벼랑 끝으로 굴러 떨어지자 한마디 한 것이 언론에 크게 실려 나왔다.

'감방에 들어앉아 있을 때는 이런저런 일을 보지 못하여 혈압이 오르지 않았는데 감방을 나와 세상 돌아가는 꼴을 보니 속이 상하여 혈압이 올라 건강마저 해치게 되었다……'

그가 대통령으로 재임할 때에는 물가를 완전히 잡아주어 서민들의 생활 안정에 크게 기여한 바 있었으나 물가가 천정부지로 뛰고 있는 작금의 현실을 보고 있으려니 이런 말이 튀어나오지 않을 수 없게도 되었다.

또 대다수 국민들도 물가불안과 실업으로 인한 생계 불안 속에 허덕이고 있는 상황에서 이렇게 될 바에야 차라리 옛날이 낫지 않았느냐 하는 하소연이 나오게 되었다. 이런 때 물가를 잡아주었던 전직 대통령의 고혈압 얘기가 흘러나왔으니 고혈압이 나라 걱정하는 그분의 애국심을 대변해 주는 셈이 되었다.

그러나 혈압은 국민 걱정, 나라 걱정을 한다고 올라가거나 악화되는 것이 아니라는 것을 확실히 알아두어야 한다.

고혈압은 모세혈관에 기름기가 적체되어 혈액순환의 장애를 받을 때 일어나는 질병으로 모세혈관의 지방질의 적체는 고기류나 생선류 또는 고급 동물성 단백질의 과다섭취가 원인이 되는 것이다.

그분은 감방에 들어앉아 있을 때는 그런 음식을 과다섭취할 수 없었으니 원래 가지고 있었던 고혈압 증상이 호전되었다가 출감 후에는 마음껏 좋아하는 음식에 접하게 되니 모세혈관에 기름기가 쌓이지 않을 수 없게 된 것이다.

이런 과학적인 이론을 모르는 일반 국민들은 그분의 고혈압설을 애국심으로 받아들이게 된 것이다.

건강잡지 읽는 재미

 공공단체나 기업의 기관장이나 사장 비서실에 가보면 어느 곳이든 여러 건강 잡지사가 보내는 잡지들이 읽히지도 않은 채 일반잡지 사이에 끼어 서가에 꽂혀 있는 것을 볼 수 있다.

 왜 읽히지도 않은 채 꽂혀 있는가를 물어보면 윗분들이 거들떠보지도 않는다는 것이다. 재미가 없어서일까. 아니면 건강에 별 도움이 되지 않아서일까.

 어쨌든 두 가지 중 한 가지 아니면 두 가지 다 있을 수 있는 일이다. 그런 잡지들은 한 달 후에 다시 새로운 잡지가 들어오면 그대로 쓰레기장으로 운반되어 나간다. 얼마나 큰 낭비인지 모를 일이다.

 그런 잡지를 읽고 질병이 고쳐진다면 어느 기관장이나 사장이고 그대로 버리라는 지시는 하지 않을 일이다. 대개 그런 위치에 오른 사람이라면 당뇨병이나 고혈압, 심장질환, 신경통, 관절염, 두통, 편두통, 알레르기성 피부질환들 중 한 가지 쯤은 가지고 있을 일이어서 '건강잡지' 하면 대단히 반가워하여야 할 것이나 실상은 천덕꾸러기 취급밖에 안 하는 것 같다. 별 참고가 되지 않는 때문일까.

나는 그대로 내버려지는 그런 건강 잡지를 퍽 좋아하며 잘 수집해 온다. 코미디식 발상이 하도 우습고 기이한 내용이 태반이라 그런 잡지를 수집하여 읽는 것이 큰 재미를 주기 때문이다.

요새 건강잡지에 실려 나오는 질병에 관한 내용은 대개가 병원에서 고치지 못 하는 난치병 또는 불치병 일색이다. 사실 병원에서 고칠 수 있는 질병이라면 굳이 그런 잡지들에 기사화 되어 나올 일이 못 된다.

잡지사 기자들도 병원에서 쉽게 고칠 수 있는 질병에 대해서 원고 청탁도 하지 않을 것이고 치료 상담도 할 이유가 없다.

불치병이 허다하니까 독자들의 빗발치는 요청이 있어 주로 불치병만이 잡지나 신문, 방송 등에 자주 실려 나오는데 병원에서는 불치병으로 손들어 버리고 있는 것을 잡지, 신문, 방송 등에서는 고칠 수 있다는 낯간지러운 허풍을 떤다. 허풍을 그리 떤다고 해서 불치병이 해결되는 것일까.

그 시치미를 떼고 설명하는 허세에 더욱 재미를 느낀다.

'죽느냐 사느냐.' 하는 절박한 상황에서 지푸라기라도 잡으려는 심정으로 그런 엉터리 기사를 탐독하는 환자들을 우롱하는 솜씨가 일품이다.

예를 들어본다.

어느 체육과학연구원 교수라는 분이 무릎관절염은 비만이 원인이니 체중을 빼서 고치라 한다. 사실이 그렇다면 중량급의 역도선수나 씨름선수들은 모두 관절염 환자가 되어 있어야 하고 반대로 표준체중에도 미달하는 여성에게는 관절염이 없어야 할 일이 아닌가. 그런데 사실은 그렇지 않다.

또 어느 정형외과 의사는 퇴행성 관절염 환자는 움직이지 말고 안정을 취해야 한다고 설명하는데 체육과학 교수는 반대로 체조와 운동을 하라고 권한다. 어떤 말이 진짜인가 따져 들어가면 서로 상대편이 엉터리라 주장을 한다.

한의사 한 분이 TV에 나와 우울증과 어지럼증을 설명하는데 심화(心火)가 그 원인이고 심화가 발병요인이 될 수 있어 이런 경우는 보약을 먹으면 된다고 한다. 내용을 모르는 시청자들은 그 말을 철석같이 믿게 되고 이쯤 되면 환자들은 그 의사에게 벌떼같이 몰려갈 것이다.

그러나 이런 원인 설명과 치료법은 빗나가도 한참 빗나간 소리인 것이다.

이런 식의 건강론과 원인, 치료술이 우리 주변의 잡지,

신문, 방송 등에서 수없이 판을 치고 있다. 이 얼마나 웃기는 일인가. 그래서 나는 이런 잡지 모으는 데 취미가 붙게 된 것이다. 엉터리가 진실을 가장하고 나온다면 이는 희극이요, 비극일 수밖에 없다.

신바람 건강법에 대한 물음표

 어느 잡지에 H교수가 쓴 신바람 운동에 의한 건강법에 대한 기사가 실려 있어 흥미진진하게 읽은 일이 있다.

 원고지로 치면 15매 정도 분량의 글인데 나는 여기에 붉은 줄을 그으며 요소요소의 약 20여 군데에 물음표를 해두었는데 어느 방문객이 찾아와 그 글을 읽고 나더니 물음표의 이유를 묻기에 '그것은 물음표 그대로입니다' 하고 답변해 주었다. 점잖은 뜻으로 물음표이지 직설적으로 말하면 엉터리란 뜻이었는데 그 모순점을 지적해 본다.

 모순점 1. 성인병은 운동 부족에서 발생하는 질병이므로 운동을 적당히 하면 치료가 된다
 ■ 나의 의견 : 현대의학에서 앵무새처럼 지껄여대는 소리와 똑같다. 운동으로 성인병이 치료된다면 종합병원에 운동치료과를 개설해야 하나 어느 대학병원이나 종합병원

에도 그런 치료과는 없다. 어느 전문의치고 운동으로 성인병이 치료된다고 믿고 있는 의사는 한 사람도 없다. 그런데 여기의 H교수는 왜 이런 원리를 들고 나왔을까. 또 그런 운동법으로 성인병이 완치된 사례가 있는지 의문이다. 의사들이 즐겨 쓰는 '검증이 된 원리'인지 알 수도 없다.

모순점 2. 자기 몸에 맞는 운동을 적당히 하면 된다
■ 나의 의견 : 자기 몸에 맞는 운동이 어떤 것인지 아는 환자는 거의 없다. 그것도 적당히 하라는데 '적당히'가 어느 정도인지 막연하다는 것이 일반적인 견해이다.

어느 당뇨병 환자가 매일 적당한 등산을 하면 당뇨병 치료가 된다 하기에 의사가 시키는 대로 1년 365일을 하루도 빠짐없이 부부동반으로 가벼운 아침 등산을 겸하여 열심히 골프를 치며 만보걷기 운동도 철저히 해왔는데 어느 날 갑자기 하산길에서 쓰러져 반신불수가 되었다. 이때 그 부인의 얘기를 들어보니 '의사가 시키는대로 적당한 운동을 해 왔는데 이렇게 되었다.'며 그 의사를 크게 원망하고 있었다.

이런 경우 H교수는 어떻게 설명을 할 것인가. 자기 몸에 맞지 않은 운동을 했으니 그렇게 되었다고 우겨댈 것인가.

모순점 3. 직업에 따라 성인병의 발병률에 차이가 있다

■ 나의 의견 : 옛날에는 의사들의 수명이 가장 짧았다는 통계가 나와 있었는데 이때는 1인당 국민소득이 100불 수준의 시대에서 나타난 직업인별 수명의 통계였다. 이치대로 따지자면 의사의 수명이 가장 길어야 할 일인데 사실은 정반대로 나와 있으니 이상한 일이 아닌가.

최근에 조사된 바로는 금융기관 임원들의 성인병 발생률이 압도적으로 높게 나타나 있고 대학교수 · 목사 · 고위공직자 · 회사간부 · 저명인사들이 그 다음 순위에 올라가 있다. 그러니까 개괄해서 직업인별 성인병 발생률이란 차이없이 만연된 시대인 것이다.

사실상 성인병이란 낱말은 불치병군을 총괄하여 지칭하는 듯하나 이 말도 고쳐져야 할 일이며 H교수가 말하는 성인병의 종류는 당뇨병, 고혈압, 심장병, 뇌졸중 등 순환기 계통의 질병을 지칭하는 듯한데 이런 질병의 발생이 직업과 관련이 있다고 한다는 것은 현실을 모르는 자기 판단이다.

이런 질병들은 직업과 상관없이 동물성 식품의 과다섭취에서 발생한다는 사실을 명확히 하여야 한다.

모순점 4. 운동을 하면 혈압을 내릴 수 있고 심장기능이 향상되고 혈관에 탄력이 생겨 동맥경화가 감소된다

■ 나의 의견 : 현대의학에서는 혈압은 유전병이라 하고 있는데 유전병을 운동으로 고칠 수 있다면 천지개벽의 원

리와 같다. 그럴진대 H교수는 고혈압을 유전병이라고 하는 의학계를 향하여 반론을 제기하여야 하는데 아무 소리 못 하고 있는 이유를 모르겠다. 비행기 안에서 심장마비로 졸도사한 심장전문의는 운동치료법을 몰라서 사망했겠는가 말이다.

운동을 하면 혈관에 탄력이 생겨 동맥경화가 감소된다 하나 조깅 건강법의 개발자인 제임스 휙크가 아침에 조깅을 하다가 심장마비로 졸도사했다는 사실에 대하여는 어떻게 설명을 할 것인지 궁금해진다. 조깅으로 혈관에 탄력이 생겼다면 졸도사나 과로사 등은 절대로 일어나지 않을 일이다.

모순점 5. 기타 당뇨병·심장병·간장병·위장병·암도 운동으로 치유된다

■ 나의 의견 : H교수는 운동이면 모든 질병을 다 고칠 수 있는 듯이 말하고 있으나 이와 같은 순환기 계통의 질병을 운동으로 고칠 수 있다면 해가 서쪽에서 떠오르는 결과가 된다.

또 H교수는 웃고 살면 건강해지고 만병이 치유된다고 하나 이런 것도 코믹한 발상이니 진정한 건강법이나 치료법과는 거리가 대단히 먼 이론이다.

지금 세계는 건강비상

최근 서점가에 나가 보면 건강에 관한 책자가 홍수처럼 쏟아져 나와 있다. 이런 현상은 비단 우리나라뿐만이 아니라 세계 어느 나라를 막론하고 공통된 상황이어서 전세계에 범람하고 있는 건강책자가 5만 가지가 넘는다는 것으로 볼 때 세계는 마치 건강비상시대에 돌입해 있는 느낌이다.

서점가에서 판을 치고 있는 건강론을 읽고 얻어낸 단편적인 상식이 관리의 주류를 이룬 가운데 지금 우리 주변에는 엄청난 건강론이 쏟아져 나와 있다.

그럼에도 옛날에는 들어보지도 못했던 질병의 환자들이 길거리의 자동차 수만큼이나 늘어가고 있다. 건강론이 많다면 질병의 발생수가 줄어들어야 할 텐데 결과는 그 반대이다.

왜 그럴까?

한마디로 그들 건강론은 실효성이 없는 엉터리 건강론

이 대부분이기 때문이다.

그러니까 건강론은 많으나 건강은 없다는 것이다.

언젠가 청와대에서 전·현직 대통령 네 분이 식사를 하는 자리에서 건강 관리 문제가 화제의 중심이 되었을 때 한 분은 조깅으로, 또 한 분은 등산으로, 또 다른 한 분은 그런 것보다는 테니스가 더 좋다고 하였고 남은 한 분은 시종 무언의 미소만 짓고 있던 장면이 TV에 방영되어 나왔다. 여기서 보듯 전·현직 대통령 네 분의 건강관리 기준이 서로 달랐다.

대다수 국민들의 건강 관리법도 천태만상이라 할 수 있다.

그래서 과학적으로 인정받지 못할 건강론이 중구난방식으로 판을 치고 있고 이때 목소리 큰 사람의 건강론이 우세해져 그것이 세간의 건강론을 지배하고 하루 아침에 신출내기에서 명의가 되는 꼴인 것이다.

어떤 의사는 고기를 먹어서는 안 된다고 강론을 펴고 있는가 하면 다른 저명한 보건대학원 교수는 고기를 충분히 먹어야 한다고 반론을 제기하고 있다.

또 어떤 의사는 건강을 위하여 등산이나 운동을 하라는가 하면 다른 이는 과도한 운동보다 적절한 운동을 하라고 권유하고 있다.

이런 말을 듣고 있는 일반 국민들로서는 어느 말이 옳은지 갈피를 잡지 못한다. 이렇듯 기준과 원칙이 없는 건강론이 활개를 치고 있기에 건강은 기준 없이 방황하기에 이른다.

그래서 우리는 '건강론은 많으나 건강이 없는 세상에서 살고 있다'는 말을 하는 것이다.

스트레스와 성인병

　대다수의 현대인이 앓고 있는 성인병(成人病)인 당뇨병·고혈압·관절염·신경통·만성 신부전증·간경화…….
　이젠 성인병이라면 모르는 이가 없을 정도로 일반화된 건강용어이다. 글자 그대로 원래 어른(成人)들에게만 발생하는 질병이었으나 지금은 성인이 아니라 초등학교 어린이에게까지도 상당수가 발생되고 있다. 심지어 소아중풍까지도 발생했다. 의학이 발달하는 속도보다 빨리 질병도 발달(?)아닌 발달을 하고 있는 것이다.
　고혈압, 동맥경화, 당뇨병, 심근경색, 협심증, 관상동맥, 뇌졸중 등 불치병으로 간주되어 있는 질병들을 통털어 성인병이라 하고 있으나 이런 질병들은 어른뿐만이 아니라 어린이들에게까지도 널리 발생되고 있다는 점에서 이제 성인병이란 명칭은 합당치 않다고 본다.

성인병은 어른·아이할 것 없이 체질의 이상에서 생기는 질병이므로 이는 체질병(體質病)이란 이름을 붙여야 할 것 같다.

하지만 그런 성인병, 즉 체질병이 왜 생기느냐에 대하여는 확실한 원인을 규명하지 못하고 있는 것이 현대의학의 고민이다. 저명한 의사나 의학자들이 저술한 건강서적에 의하면 스트레스나 흡연이 주요 원인으로 기술되어 있으나 한마디로 말해 이는 엉터리 이론이다.

만일 스트레스나 흡연이 성인병의 주범이라면 근심·걱정 긴장·초조·불안·피로가 쌓여있는 사람들은 모두가 성인병 환자가 되어야 할 일인데 초등학교 어린이들이 무슨 스트레스나 흡연자가 그리 많아서 성인병에 걸리는 것일까.

스트레스의 집적이 성인병의 원인이 된다면 옛날 가난하던 시절의 어린이나 어른들의 경우 살기 좋아진 현대보다도 빈곤과 굶주림·근심·걱정, 그리고 먹고 살기 위한 심한 노동과 육체적 피로 등이 월등히 많이 집적된 생활을 했을 것인데도 그 시절에는 성인병이란 용어 자체도 없었고 그런 질병을 찾아보기도 어려웠다.

역사적인 예에서 찾아보아도 그렇다. 제2차 세계대전 당시 영국·독일·일본 등 국민들은 엄청난 스트레스를 받고 있었음에 틀림이 없다. 그런데도 당시의 그들은 성인병

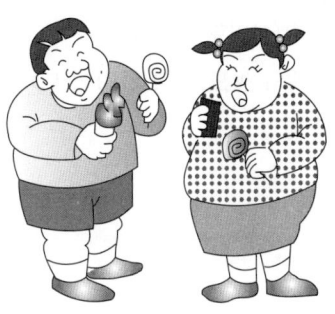

발생률이 거의 없었으나 전쟁이 끝나고 평화가 오래 지속되어 생활도 대단히 윤택해진 현대에 들어서서 성인병 환자수가 몇십 배로 증가되어 있다는 통계가 나와 있다. 이런 간단한 사실만 보아도 스트레스가 성인병의 원인이라고 우겨댄다면 건강론이나 의학을 논할 자격에 스스로 먹칠을 하는 꼴이다.

필자는 얼마 전 당뇨병 치료 강의차 중국에 초청되어 다녀온 일이 있었다. 중국인은 양파·채소 등을 많이 섭취하기 때문에 그들에게는 당뇨병 등 성인병 환자가 거의 없다는 일반적인 견해가 팽배해 있었으나 고위층 인사들 중에 의외로 성인병에 걸린 이가 있었고 먹고 살기 힘든 서민층에서는 거의 발견되지 않는다고 한다. 이로 미루어 보아도 스트레스가 전적으로 성인병의 원인이 될 수 없다는 사실을 알 수 있다.

사실에 있어 성인병(체질병)은 스트레스나 흡연이 그 주범이 아니라 탁혈병(고지혈성 질병), 즉 동물성 식품의 과다섭취에 의한 혈액의 농도가 그 원인이 된다는 사실을 확실히 해둘 필요가 있다.

어느 한의학 박사의 주장

주요 일간지인 K신문의 건강행복란에 유명하다는 한의학박사 Y씨가 쓴 스트레스에 관한 기사를 읽고 웃음을 참지 못했다.

읽어보니 배가 아프면 배꼽에 고약을 바르고 머리가 아플 때는 이마에 파스를 바르라는 수준과 다를 바 없는 내용이니 웃지 않을 수 없다.

도대체 우리나라의 의사들이 왜 이런 수준밖에 안 되는 것일까. 한심한 생각이 든다. Y박사는 스트레스가 무엇인지 모르는 상태에서 글을 쓴 것 같다.

원래 스트레스란 낱말은 한방용어가 아니다. 그래서 한의학백과에는 스트레스에 관한 얘기는 아예 한마디도 언급이 없다. 그런데도 유박사는 스트레스를 자기의 전공과목인 양 자신있게 써놓고 있다. 그 자신 있는 소리가 진솔하고 확실한 내용이라면 비판의 대상이 될 수도 없고 웃을 일도 없다.

스트레스란 말은 캐나다의 생리 및 병리학자인 한스 세리에가 그의 연구논문에서 한냉·외상·질병·정신적 긴장 등이 원인으로 체내에서 일어나는 일련의 비특이적 방어반응으로 우선 교감신경의 긴장, 부신피질의 아드레날린의 분비에 이어서 뇌하수체의 호르몬 분비와 그에 따른 부신피질 호르몬의 분비증가에 의해서 일어나는 증상이라 설명하면서 이를 의학용어로 쓰기를 제안했다. 그리고 이를 의사들이 개별적으로 받아들여 쓰기 시작한 것이다.

후에 이것이 일반인들 사이에까지 퍼지기 시작하여 스트레스를 긴장·초조·근심·걱정 등의 상태를 표현하는 용어로 사용해 오고 있다.

이것을 Y박사는 한차원 높여 스트레스는 만병의 근원인 양 신문에 크게 써놓고 의학상식이 없는 독자들의 사고력에 혼돈을 가져오게 하고 있다.

Y박사의 주장에 의하면 스트레스가 고혈압, 당뇨병, 노이로제, 위궤양, 설사, 변비, 우울증, 심장병, 홧병, 두통, 어지럼증, 고독감, 자신감 상실, 경기(驚氣), 원기 부족 등 질병의 원인이 된다고 나열해놓고 있다.

현대인은 스트레스를 받지 않는 사람이 없다고 하는 그의 이론대로라면 현대인은 모두 이런 불치병에 걸려 있어야 한다는 얘기가 아닌가. 의사가 이런 소리를 마구 써대고 있으니까 강단에 선 저명한 교수나 목사들도 덩달아 현대병의 90%는 스트레스에 의한다는 촌스러운 거짓말 설교를 서슴없이 하는 상황에까지 이르렀다.

Y박사는 당뇨병·고혈압·노이로제·우울증·두통·어지럼증·심장병·홧병 등 주요 질병에 원인 기질도 전혀 모르고 있기에 이런 터무니없는 글을 써놓은 것이 아닌가 한다.

현대의학에서는 고혈압은 아직까지 원인불명이라 하고 있고 당뇨병은 유전병이라 하고 있는데 유독 유박사는 스트레스가 원인이라고 발벗고 나섰다.

그렇다면 현대의학의 정의가 틀린 것인지 아니면 한의사 그분의 이론이 틀린 것인지 갈피를 잡지 못하게 하고 있다.

어쨌든 이분은 어느 쪽 한 편의 이론이 엉터리라는 사실을 만천하에 확인해 주고 있었다.

그런데 언젠가 Y박사는 어느 유명한 건강잡지에 당뇨병은 유전병이니 젊은 남녀가 결혼을 하려면 서로 그 양가 가족과 조상들의 당뇨병의 발병 유무를 사전에 확인한 후에 결혼을 해야 당뇨병 없는 자손을 얻게 된다는 이론을 써 놓았다. 즉 한때는 유전병이라 했다가 이번에는 유전병이 아닌 후천성 질환이라 강조하고 있으니 어느 쪽이 진짜인지 알 수가 없다.

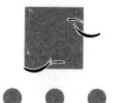

4. 당뇨병은 이제 병도 아니다

당뇨병은 이제 병도 아니다

세계 의학계가 불치병이라고 정설화하고 있는 당뇨병을 이제 병도 아니라고 치고 나왔다면 이는 코페르니쿠스적인 일대 혁명적 충격과 같은 발상일는지 모르겠다.

1990년 5월 31일 당뇨병을 고칠 수 있다는 연구결과를 발표하고 나니 조선일보를 비롯한 국내의 유수한 일간신문(22개 일간신문)에서 일제히 대문짝만한 크기로 보도를 하였고 KBS, MBC도 앞다투어 방송을 한 일이 있다.

고려대학교 국제대학원의 특별 강의요청을 받고 2시간의 당뇨병 치료법을 강의하고 나니 수강생으로 그 강의에 참석했던 어느 의사 3명은 내게 찾아와 이는 노벨상감이라고 극찬을 한 일도 있었고 이 발표가 나가자 당시의 전매공사제품인 홍삼엑기스가 판매부진으로 12년치나 창고에 산적해 있던 것이 하루아침에 바닥을 청소할 정도로 팔려나갔고, 부여에 소재한 고려홍삼창에서는 하루 24시간

3교대로 풀가동했는데도 그 수요를 충당하지 못하다가 끝내 원료마저 고갈되어 시중에서는 돈 가지고도 홍삼엑기스를 살 수 없는 믿기지 않는 상황까지 이르기도 하였다.

이런 소문이 퍼지자 중국에서 당뇨병 치료법을 가르쳐 달라는 요청이 있어 북경, 대련, 장춘, 연변 등지를 순회하면서 강의와 설명을 하였고 그 후 다시 홍콩, 대만, 광동성의 광주에까지 초청되어 강의를 하고 돌아왔다. 한방으로는 세계적 명성을 얻고 있는 중국에 가서 불치병이라고 하는 당뇨병을 고쳐주고 왔으니 자랑스러운 기억으로 남고 있다. 뿐만 아니라 미국에도 초청되어 2개월간(1997. 11. 25~1998. 1. 25) 당뇨병, 고혈압 등 불치병 치료법의 강의와 몇 차례의 설명회를 가졌고 모 한의과 대학교 대학원의 박사과정에서도 특강 요청이 있어 2시간 가량 강의를 하고 돌아온 것은 잊지 못할 추억으로 남아 있다.

이런 발표가 있은 후 국내에서만도 수십만 명의 당뇨병 환자가 완전 치료가 되었다고 믿어지니 당뇨병은 이제 불치병이라고 체념할 필요가 없을 것이다.

당뇨병의 진정한 원인

우리나라 당뇨병 환자가 4백만이 넘고 있다고 한다. 이와 같이 당뇨병 환자가 많다는 것은 당뇨병은 불치병이라 믿고 있으면서 아직 그 발생원인이 규명되지 않고, 있다 하더라도 완전히 빗나가 있기 때문이다.

당뇨병의 진정한 원인은 고기류뿐만 아니라 우유, 계란, 버터, 치즈, 햄, 소시지, 아이스크림, 초콜릿, 라면, 자장면, 개고기, 흑염소, 오리고기, 생선류 등과 동물성 식품의 과다섭취에 있다.

동물성 식품은 우리 몸에 흡수되면 단백질 또는 지방으로 이용되는데 기름기가 제거된 순살코기라도 흡수되면 과잉분은 지방으로 전환되어 몸에 축적이 된다.

이때 지방이 혈류를 타고 각 조직에 운반되는 과정에서 췌장에 축적되어 인슐린 분비선인 '랑게르한스섬'의 β세포라는 샘구멍을 막아 놓게 된다.

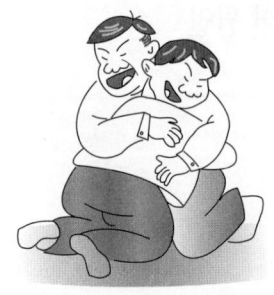

  이때 샘구멍이 조금 막히면 혈당치가 적게 올라가고 많이 막히면 고혈당이 되므로 당뇨병은 인슐린 부족에서 나타나는 질환이다. 이것을 유전병·운동부족·설탕의 과다섭취 등에 핑계를 댄다는 것은 산에 가서 물고기를 잡는 격과 다를 바 없다.

  당뇨병은 원래 성인병의 대표적 질환으로서 과거에는 어른들에게만 생기는 것으로 알려져 왔으나 지금은 소아당이라 해서 어린이에게까지 널리 발생되고 있으니 이제는 성인병이라는 병명이 어울리지 않게 되었다.

  어린이 당뇨병 즉 소아당도 역시 동물성 식품의 과다섭취가 원인이다. 쌀밥이나 김치, 된장 등을 마다하고 치즈, 햄, 소시지, 아이스크림, 피자 등을 주식 삼아 먹는 어린이에게는 틀림없이 당뇨병이나 고혈압, 동맥경화증이 생기게 된다.

이런 어린이들은 성장 후에도 그 질병은 없어지지 않고 있다가 40대 사망률 세계 최고 수준의 기록을 유지하게 할 위험을 갖게 된다. 우리나라의 뇌졸중 환자수가 세계 최고라는 불명예도 바로 여기서 움터 나온 것이다.

당뇨병에 걸리면 합병증이 더 무섭다는 말을 많이 하고 있으나 그 합병증이란 병명도 어울리지 않는 낱말이다.

사실은 합병증이 아니라 '병발증'이라야 옳은 표현이다.

앞서 언급한 바와 같이 흡수된 동물성 지방분이 혈류를 타고 순환하다가 췌장에 집적이 되면 당뇨병이 되고 심장의 동맥에 집착되어 혈관이 좁아지면 협심증, 심장근육의 모세혈관이 좁아지면 심근경색, 심장의 상단 부분의 모세혈관이 좁아지면 관상동맥이란 병명이 붙게 되고, 눈의 망막에 지방질이 집적되면 당뇨성 백내장이 된다.

그러니까 이런 병발증은 당뇨병과 함께 나타나는 증상이냐 아니면 늦게 나타나는 증상이냐의 차이가 있을 뿐 질병의 원인은 탁혈병, 즉 탁한 혈액에 의한 동질성 질병임을 알아야 한다. 이것을 현대의학에서는 합병증이 생기면 위험하다고 설명하고 있다.

동물성 식품 중에 흑염소, 개고기, 오리고기, 삼계탕 등은 혈압에 좋고 건강식으로 일품이라 하여 의사들도 많이 권하고 있기에 주위 사람들과 어울려 식도락을 즐기는 분들이 많으나 그런 이들이 많으면 많을수록 당뇨병, 고혈압, 심장병 환자들의 수는 점점 늘어만 가게 된다.

특히 흑염소나 개고기나 오리고기 등은 고기류로 생각하지 않는 경향이 많다. 이런 생각을 버리지 않는 한 당뇨병 왕국이란 오명은 씻을 수 없게 된다.

빗나간 당뇨병의 원인

의학계에서 밝히고 있는 당뇨병의 주요 원인을 살펴보면 다음과 같다.

1. 유전적인 유발
2. 환경적인 요인
3. 바이러스에 의한 독성
4. 췌장의 인슐린 분비샘의 파괴
5. 스트레스 집적에 의한 발생
6. 당분의 섭취
7. 운동부족
8. 영양실조성 당뇨
9. 임신성 당뇨병

그러나 이런 내용들은 당뇨병의 실질적인 원인과는 아

무런 상관관계가 없다.

이런 소리를 하면 아무도 믿어줄 사람이 없을 뿐 아니라 의료계의 전문의들이 알게 되면 기절할 내용이어서 엄청난 저항을 받을 일이다.

그러나 사실에 있어 이런 내용을 당뇨병의 원인으로 신봉한다면 당뇨병은 이 지구상에서 몰아낼 수 없다.

현재 우리나라뿐만 아니라 세계의 의료계가 당뇨병을 전혀 해결하지 못하고 있다는 것은 이와 같은 원인을 철석같이 믿고 있기 때문이다.

의사들의 말대로 당뇨병이 유전되는 질병이라면 현재 우리나라에서 당뇨병에 걸려 있는 4백만 명 가량의 환자의 부모나 조부모들은 모두 당뇨병 환자였어야 할 것이다.

그리고 그 자녀들도 모두가 당뇨병에 걸려 있거나 발병 소인을 가지고 불안하게 살아가야 할 판이다.

그 위에 더하여 어떤 의사는 남녀가 연애를 하거나 결혼을 하려면 양쪽 부모나 조부모 등 가계의 당뇨병 유무에 관한 사실을 확인하여야 한다고 주장하며 이를 어느 유명 잡지에 실어 놓고 있다.

당뇨병이 유전병이라 한다면 사회적 또는 국가적으로도 큰 문제가 되지 않을 수 없다.

그러나 이런 원인 설명은 한마디로 말해 뚱딴지 같은 엉터리 주장이다. 당뇨병은 절대로 유전성이 아닌 후천성 질병임을 확실히 해둬야 한다.

 현재 한 집안에서 아버지와 자식간에 당뇨병이 발생되고 있는 가정이 많다. 이것을 보고 유전병이라고 결론 짓고 있는 듯한데 이런 경우는 같은 식탁에서 같은 음식물을 섭취하기 때문인 것으로 알아야 한다.

 설탕 섭취가 당뇨병의 원인이 된다면 설탕은 지구상에서 없어져야 할 문제이다. 그러나 설탕은 절대로 없애 버릴 수도 없고 그럴 필요도 없다. 설탕 섭취가 당뇨병 발생의 원인이 아니기 때문이다.

 만일 설탕섭취가 당뇨병의 원인이 된다면 보통 사람들보다도 3배의 설탕을 더 많이 섭취하고 있는 나의 경우도 벌써 당뇨병 환자가 되어 이 세상에 살아 있을 수도 없는 존재가 되었어야 할 일이다.

 그러나 나는 아직까지도 당뇨병 근처에 가보지도 못하고 살고 있다.

 당뇨병 환자는 설탕뿐 아니라 쌀밥·떡·밀가루 음식·맥주·정종·과일이나 과자도 일절 먹지 말라는 것이기 때문에 철저히 절제하고 있는 사람들을 수없이 보고 있는데 이것도 엉터리 처방이다.

 당뇨병 환자들에게 권하고 있는 보리밥·잡곡밥은 좋다고 하나 이런 것들도 소화되는 과정에서 쌀밥과 밀가루 음식과 똑같이 당분으로 분해되어 흡수가 되는 것이다.

이럴진대 쌀밥·보리밥·현미밥·밀가루에 무슨 다른 점이 있단 말일까?

엉터리도 이쯤되면 금메달 감이다.

이런 빗나간 소리를 믿고 따른다면 당뇨병은 전혀 고치지 못하게 된다.

운동을 하면 당뇨병이 낫는가?

건강을 유지하기 위하여 운동이 절대 요건이라고 대부분의 사람들은 알고 있다. 물론 운동은 건강생활에 필요한 것임에는 틀림없다.

그러기에 대다수의 사람들이 운동을 하면 할수록 건강장수에 도움이 되는 것으로 믿고 등산, 수영, 골프, 테니스, 조깅, 배드민턴, 볼링 등의 운동 중에서 각자의 취향대로 한두 가지씩은 일상생활의 필수 과제로 정하여 열심히 땀을 흘리고 있는 모습을 볼 수 있다.

당뇨병 환자의 경우도 예외는 아니다. 즉 당뇨병은 운동 부족에서 오는 병이라 해서 열심히 운동을 하여 예방과 치료에 힘을 쏟고 있는 분들이 있는가 하면 이미 오랜 세월 당뇨병으로 고생하고 있는 분 중에도 만보걷기 등산을 열심히 하며 당뇨병의 고통에서 탈출해 보려 애쓰는 이들도 대단히 많다.

의사들 중에서 당뇨병 환자가 의외로 많다고 말을 건네보면 그분들은 종일토록 환자들과 상접하고 있기 때문에 운동 부족으로 그렇게 되는 것이라고 역성을 들어주는 이들이 많다.

그러면 사무실에 하루 종일 있는 일반 사무원들의 경우도 당뇨병 환자가 많아야 할 것 아닌가 하면 말문을 닫아 버린다.

우리나라에서 당뇨병 최고 권위자라고 인정을 받고 있는 모박사의 진료실은 그 병원의 최상층인 8층에 있고 그 방에 찾아가는 길목에는 엘리베이터가 가설되어 있지 않아 당뇨병 환자들은 8층까지 계단을 올라가야 박사의 진료를 받을 수 있다. 당뇨병 환자들에게 운동을 시키기 위하여 일부러 그런 방을 마련한 것이라 한다.

당뇨병의 최고 권위자가 이런 식으로 당뇨병의 치료를 하고 있으니 당뇨병과 운동은 밀접한 관계에 있다고 믿지 않을 사람이 없지 않겠는가 말이다.

우리가 섭취하는 음식물은 영양분으로 소화 흡수되어 신진대사를 통하여 이용 배설된다는 학술적인 이론을 배워 온 의사들이기에 운동과 당뇨병은 밀접한 관계가 있다고 믿고 이 이론만을 신봉하며 당뇨병의 원인을 설명하고 또 치료를 하고 있는 까닭으로 당뇨병은 현대의학상 불치병이라는 관념을 고정화시키고 있는 것이다.

고위 공무원으로 일하고 있는 나의 친구는 당뇨병과 고혈압이 운동 부족에서 생겨난 것이니까 '항상 등산과 적절한 운동을 하라'는 담당 의사의 권유를 받고 1년 365일 하루도 빠짐없이 부부동반으로 주거지의 뒷산을 등산하고 있었다.

그런데 갑자기 병원에 입원을 했다는 연락이 있어 문병을 갔더니 이미 그는 반신불수가 되어 있었다.

"당뇨병은 운동만 하면 된다는 의사의 말만 믿고 열심히 등산을 하여 왔는데 이렇게 되고 보니 의사의 말은 헛소리였네요……" 하는 부인의 푸념을 듣게 되었다.

또한 건강을 위하여 골프를 즐기는 분들 중에 당뇨병 환자가 많고 그분들 중에는 졸도사 또는 돌연사하는 분들이 가장 많다는 얘기가 방송에서 흘러나왔다.

여기서 보듯이 당뇨병은 운동 부족이 그 원인이 아니다. 또 당뇨병은 운동요법으로 고쳐지는 것도 아니라는 것을 확실히 해둬야 한다.

당뇨병이 운동 부족에서 오는 질병이라는 고정관념을 깨어 버리기 전에는 당뇨병은 영원히 불치병으로 남아 있을 수밖에 없다. 만일에 당뇨병이 운동 부족에서 생긴다고 한다면 앞서 예시한 골프운동을 즐기고 있는 분들이나 일본의 씨름꾼의 80%이상이 당뇨병에 걸려 있는 현실에서 설득력을 얻을 것인가? 따라서 운동이 경강관리에 만능요소가 되지 못한다는 사실을 확실히 해둘 때 진정한 건강을 간직할 수 있게 될 것이다.

설탕은 당뇨병의 주범인가?

다방에서 커피를 시켜 보면 어느 다방이든지 '커피에 설탕을 탈까요 말까요' 하는 질문이 빠지지 않고 나온다.

물론 단 음식을 싫어하는 사람을 위한 배려이기도 하지만 설탕이 성인의 건강을 위협하는 당뇨병이나 비만의 원인이 된다는 사실을 염두에 두고 있기 때문이다.

이런 상황에서 설탕이 당뇨병의 원인이 될 수 없다고 한다면 정신나간 사람이라 매도 당할지도 모르는 일이다.

의과대학에서 가르치고 있는 당뇨병 교재를 들춰보면 설탕은 당뇨병의 원인이라고 명확히 못박아 놓고 있으니 이 교재를 통하여 배워 온 의사들의 머리에는 철저하게 설탕과 당뇨병은 밀접한 관계가 있다고 믿지 않을 수 없고 또 이렇게 배워 온 의사들이 하는 말을 믿지 않을 일반인이 없을 것이니 설탕은 당뇨병의 주범이 될 수밖에 없는 것이다.

당뇨병 환자의 소변에는 당분이 섞여 나오고 있고 당분을 섭취하면 섭취한 만큼 소변 속의 당분 농도가 높게 나타나니까 설탕이 당뇨병의 원인이 된다는 것을 믿지 않을 사람이 없는 것이다.

 그러나 나는 원래 설탕을 좋아해 일반 건강인이나 당뇨병 환자보다 3배 이상을 더 섭취하고 살아왔는데도 당뇨병 증세는 전혀 없다. 설탕 섭취량으로 보아서는 이미 당뇨병의 중환자가 되어 있어야 할 것이나 사실은 전혀 딴판이다.

 일반적으로 당뇨병은 당분 섭취가 그 원인이라 믿고 있어 '당뇨병 환자는 쌀밥을 먹지 마라. 또 과일도 먹으면 안 된다. 밀가루·맥주·정종·고구마·감자 등의 전분질 음식들을 먹지 마라.'는 의사들의 처방을 받고 대단한 절제의 식생활을 하며 당뇨병 관리를 하고 있는 실정이다.

 이와 같이 먹지 못해 영양분의 부족상태가 되는 한편 체내에 흡수되어야 할 당분이 소변으로 빠져나가기 때문에 체중은 날이 갈수록 줄어들게 된다.

 당뇨병이 심해지면 저혈당에 의한 뇌의 혼수로 쓰러지는 경우가 많다. 이때 주머니에 들어있는 비상용 설탕을 입에 넣어주면 당분의 섭취로 졸도에서 깨어나게 된다. 당뇨병이 설탕 섭취가 원인이라 한다면 이론상 졸도해도 설탕을 입에 넣어서는 안 될 일이다.

현대의학의 맹점은 바로 여기에 있다. 당뇨병은 설탕이나 과일, 쌀밥 등을 먹어서 발생되는 질병이 아니라는 것을 확실히 해 두지 않으면 당뇨병 치료는 점점 어렵게 될 것이다.

식이요법으로 당뇨병을 치료할 수 있는가?

권위있다는 의학지와 전문의들이 썼다는 당뇨병학을 읽어 보면 당뇨병의 치료법의 하나로 식이요법을 거론하고 있다.

당뇨병 환자가 섭취하는 식사량은 80~150g으로서 대단히 제한된 식사량을 제시하고 있다.

실제 당뇨병 환자들에게는 이런 원리가 적용되고 있기 때문에 당뇨병으로 입원하고 있는 환자들은 배가 고파 견딜 수 없다는 것이 공통된 고충담이다.

설탕을 먹지 말라, 또는 과일이나 쌀밥도 먹지 말고 떡이나 밀가루 음식도 먹으면 당분이 있어 당뇨병에 해로우니 이런 음식을 절식하는 것이 좋다는 의사의 권유가 있다는 것이다. 그러니까 당분이 될 만한 것을 섭취하면 몸에 칼로리가 축적되어 당뇨병을 악화시키는 요인이 되니까 이것을 철저히 절제하라는 것이다. 대신 보리밥이나 잡곡

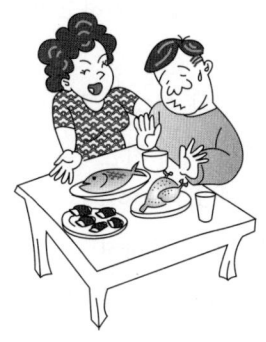

밥 또는 현미밥은 괜찮다는 것이나 사실상 보리밥이나 잡곡밥도 몸에 들어가면 당분으로 분해 흡수되기는 쌀밥이나 밀가루 음식과 거의 다를 바 없는데 그게 무슨 과학적 근거가 있어 그런지 이해가 가지 않는다.

당뇨병의 치료법은 여기서부터 빗나간 것이다. 당뇨병은 당분을 많이 섭취하기 때문에 발생하는 것으로 착각하고 있기 때문에 불치병으로 몰아가고 있는 것이다.

서울의 중심가에 모 재벌기업이 설립한 ○○복지재단이 있다. 이곳은 당뇨병을 연구하거나 치료기술을 발전시킨 학자나 의사에게 연구비를 지원하는 재단인데 그 사무실에는 곰탕, 설렁탕, 갈비탕, 냉면, 자장면 등 음식물과 계란, 사과, 음료수 등 음식점의 진열대처럼 여러가지 음식을 진열해 놓고 그 음식마다 칼로리표를 붙여 놓았다.

당뇨병의 치료나 관리에는 이 칼로리표를 짐작하여야

효과적이라는 것으로 믿고 진열하고 있다는 사무국 책임자의 설명이다.

재삼 언급해 두거니와 이렇게 칼로리 중심의 식단제가 건강 관리나 당뇨병 관리에 기본이 되어 있다면 당뇨병은 끝내 불치병으로 남게 되는 것이다.

당뇨병을 효과적으로 치료하려면 동물성 식품의 과다섭취를 극히 억제하되 쌀밥이나 밀가루, 과일, 설탕 등을 오히려 충분히 섭취하여야 체중 감소를 예방하고 기력을 회복하면서 치료의 길을 찾게 된다는 사실을 확실히 알아둬야 한다.

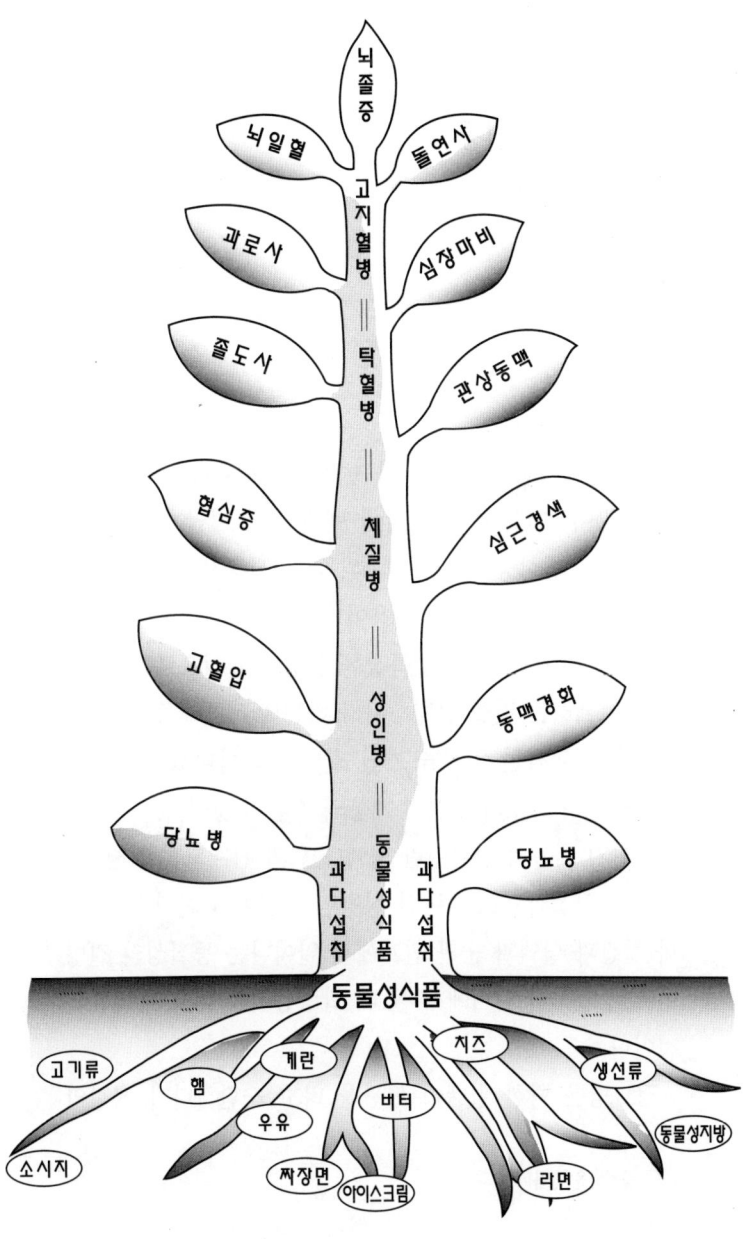

당뇨병과 병발증

당뇨병에 합병증이 발생하면 심각한 문제가 도래된다는 말을 많이 한다. 즉 당뇨병에 백내장, 고혈압, 동맥경화, 심근경색, 협심증, 관상동맥, 뇌졸중, 신부전 등의 질병이 겹치게 되면 위험하다는 내용이다.

원래 합병증이란 어느 특정한 질병에 질적으로 다른 질병이 가세하는 것을 합병증이라 하는데 위에서 열거한 질병들은 이질적인 성질을 가진 질병들이 아니고 동질성의 질병들로서 모두가 순환기 계통의 질환인 것이다.

순환기 계통의 질환이란 혈액 순환과 관계되는 질병, 즉 혈액과 직접적으로 관련된 질병임을 알아야 한다. 그러니까 혈관과 혈액과 순환 관계에서 일어나는 동질성의 질병이므로 엄격한 의미에서 볼 때 합병증이 아니고 병발증인 것이다.

당뇨병은 탁한 혈액이 혈관을 타고 순환하다가 췌장의

인슐린 샘구멍을 막아 생기는 질병이고 탁한 혈액이 심장에 적체되면 심근경색, 협심증 또는 관상동맥증이 생기고 모세혈관의 직경이 좁아지면 고혈압, 동맥경화증으로 나타나며 뇌의 모세혈관을 막게 되면 뇌졸중 또는 뇌출혈이 되고 신장의 사구체에 적체되면 신부전증이 되는 것이다. 당뇨병을 치료하려고 입원했다가 뇌졸중의 발작으로 반신불수가 되는 경우를 흔히 볼 수 있는데 의사들은 이것을 합병증이라 하나 이것은 합병증이 아니고 병발증 현상인 것이다.

탁혈증 현상이 어느 기관에 먼저 생기느냐에 따라 병명이 달리 붙게 될 따름이다.

그러니까 당뇨병은 그 자체만 독립해서 생길 수도 있고 다른 기관의 순환장애가 동시에 일어날 수도 있다는 사실을 인식해 둘 필요가 있다.

치료중 인슐린약은 어떻게 하는가?

　홍삼엑기스 복용중에 인슐린 주사나 복용약은 어떻게 하느냐가 궁금해진다.

　홍삼엑기스 복용중에는 인슐린제제의 투약은 금하는 것이 원칙이다. 우리가 밥을 많이 먹은 후에는 식욕이 당기지 않듯이 인슐린을 밖에서 넣어주면 체내 인슐린의 부족이 없는 상태가 되어 췌장의 인슐린의 자생기능이 멈추어 제대로 기능을 발휘하지 않는다.

　우리가 당뇨병을 치료한다는 것은 인슐린의 자생기능을 회복시켜 주는 방법이므로 랑게르한스섬의 β세포의 활력을 복원시켜 제대로의 작동을 도와 주도록 하는 데 목표를 두어야 한다.

　이때 혈당치가 지나치게 높아 인슐린 복용을 중단시킬 수 없는 경우라면 일시에 전면 중단하지 말고 서서히 줄여 가는 것이 효과적이다.

인슐린을 중단하여도 몸의 컨디션에 이상이 없다고 느껴질 때에는 전면 중단하는 것이 좋다.

홍삼엑기스 복용중에 혈당치가 내려갔다가 다시 오르는 경우도 있으나 이때 당황하지 말고 꾸준히 복용하는 것이 효과적이다.

앞서도 설명했듯이 체질에 따라 췌장의 β세포의 막힌 정도에 따라 또는 막힌 샘구멍이 뚫려지는 속도의 차이에 따라 인슐린 자생기능이 빠를 수도 있고 늦을 수도 있으니까 성급하게 생각하지 말고 느긋하게 복용하여 인슐린 자생기능을 회복시켜 가도록 한다.

이때 유의할 것은 항생제를 복용 또는 주사한 일이 있거나 호르몬제제, 이뇨제 등을 투약한 일이 있었던 경우는 췌장 기능의 재활이 늦어진다는 사실이다.

당뇨병 치료중 반드시 지켜야 할 사항

　당뇨병의 원인이 동물성 식품의 과다 섭취로 밝혀졌으므로 치료중에는 절대로 동물성 식품(생선류까지 포함)을 금하여야 한다.
　만일 계속하여 동물성 식품을 섭취하면 홍삼엑기스를 아무리 복용해도 효과가 없다.
　이런 소리를 하면 '그렇다면 풀만 먹고 살라는 말이오?' 하며 역정을 내는 분들이 많다. '쌀밥, 보리밥, 콩, 두부, 밀가루, 떡, 빵, 과일, 꿀, 미나리, 고사리, 도라지 등이 왜 풀이오?' 하며 반론을 제기하면 '고기 안 먹으면 기운을 어떻게 차려요?' 하는 불평이 쏟아진다.
　그럴 때면 '산에 사는 스님들은 고기 먹고 기운내서 그 높은 산을 오르내립니까? 그리고 옛날에는 고기를 잔칫날이나 제삿날, 명절에나 먹을 수 있었는데 이때는 어떻게 살아왔는가 생각해 보세요!' 하며 타이른다. 어쨌든 치료

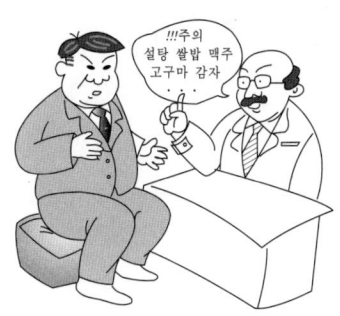

중에 동물성 식품을 일절 금해야 치료가 가능해진다는 사실을 명심해 둬야 한다.

또 홍삼엑기스를 3년간 계속해서 복용했어도 치료가 안 되더라 하는 분도 있다. 그 원인을 자세히 알아보니 홍삼엑기스를 하루에 한두 번씩 먹기도 하고 또는 생각나면 먹고 잊으면 안 먹기도 했다는 것인데 이렇게 먹으면 100년을 먹어도 소용이 없다는 얘기를 들려준다.

지킬 일은 지켜가며 정성껏 복용해야 불치병인 당뇨병은 치료가 가능해진다.

녹용을 복용한 당뇨병 환자

당뇨병에 걸린 대학교수 한분이 찾아왔기에 치료 방법을 가르쳐 준 후 2개월여 만에 당뇨병이 씻은 듯 완치가 되자 그가 좋아하는 저술활동도 정상을 되찾게 되었다는 즐거운 소식이 전해져 왔다.

이제는 당뇨병과 같은 불치의 병마에서 해방되어 새로운 인생을 멋지게 살아가게 되었다는 감사의 말을 몇 번이나 해 오기도 하였다.

그러던 어느 날 평소에 아끼던 제자로부터 잘생긴 녹용 한대를 선물받았다면서 한의원에 가서 보약을 지어먹고 그동안 당뇨병으로 쇠약해진 체력을 회복시켜 보겠다는 것이었다.

나는 이를 극구 말렸다. 당뇨병 환자가 녹용을 복용하면 큰일난다고 하였으나 그는 이를 믿지 않고 한의사와 상의하여 정성껏 달여 먹겠다는 강한 뜻을 밝혔다.

당뇨병의 전력이 있거나 당뇨병 환자가 녹용을 복용하면 당뇨병이 재발되거나 당뇨병이 더욱 악화되어 제2, 제3의 병발증이 생긴다고 완강히 충고를 해도 이를 외면하고 한의사를 찾아 진맥을 하고는 한달치의 보약을 지어 먹기 시작했다.

그런데 보약을 복용하기 시작한 15일쯤 후부터 몸의 컨디션이 좋지 않더니 손이 떨리고 기운을 차릴 수 없어 문필활동도 전혀 할 수 없게 되었다는 연락이 왔기에 급히 달려가 그간의 경위를 자세히 들어보고는 원인이 그 보약 때문임을 알리고 그 약을 지어준 한의사에게 이 사실을 연락해 보라 했더니 한의사로부터 즉석에서 보약 복용을 중지하라는 지시가 있었다고 한다.

처음에 진맥을 해서 그 교수의 체질과 건강상태를 파악하여 보약을 지어주었을 일인데 복용 후에 이상이 있다고 하니까 그제야 복용을 금지하라는 것은 이상한 것이 아닐까. 이상할 것 없다. 진맥 자체가 엉터리였으니 결과도 엉터리로 나올 수밖에 없었던 것이다.

녹용과 관련된 또 한 가지 일화도 있다. 나의 친지 중에 공무원으로 봉직하는 분이 녹용 때문에 겪은 일이다.

그는 1년 365일 하루도 빠짐없이 부부동반으로 새벽 등산을 해 왔기에 주위에서는 건강관리 잘하는 '잉꼬부부'라는 별명까지 얻고 있었다.

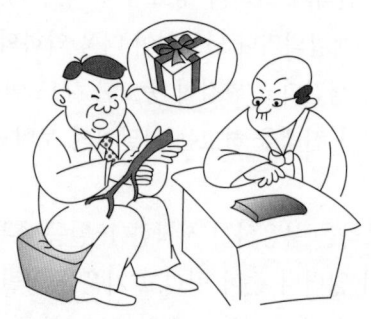

　그러던 그가 어느 날 선물받았다는 녹용을 가지고 한의사를 찾아 보약을 지어 열심히 복용을 하고 있다는 소식이 있었는데 어느 날 갑자기 입원하였다는 연락이 와서 급히 병원을 찾아보았더니 이미 반신불수가 되어 누워 있었다.

　이때 그 부인의 말을 들어보니 이분은 원래 고혈압에 당뇨병이 있었으나 주위 사람들에게는 이 사실을 일절 숨기면서 의사가 시키는대로 등산만을 열심히 하여왔는데 이 지경이 되고 말았다는 눈물의 한탄을 하고 있었다.

　당뇨병 환자가 녹용을 복용하면 거개가 이런 결과로 나타난다 하니까 '진작 가르쳐 주시지······.' 하면서 못내 아쉬운 표정만 짓고 있었다.

　평소 지병을 감추고 살아왔으니 가르쳐 줄 겨를이 없지 않았느냐 하니까 '공무원이라서······.' 하며 얼버무렸다.

　몰라도 너무 모른다. 당뇨병과 고혈압이 있는 환자에게

녹용을 먹이는 한의사의 엉터리가 딱할 뿐이다.
분명 이 한의사도 자신있는 진맥을 했으련만…….

인슐린의 자생

당뇨병의 확실한 원인을 찾았으니 치료는 가능해진 것이다.

당뇨병은 췌장내의 인슐린 분비세포인 랑게르한스섬의 β세포가 동물성 지방질에 의하여 막혀 생긴 병이니 막힌 샘구멍을 뚫어주면 인슐린이 자생되어 나오게 된다.

당뇨병은 인슐린이 자생되어 나오지 않기 때문에 생긴 것이니까 인슐린만 자생되도록 하면 치료가 가능해지는 것이다.

그렇다면 막힌 인슐린 샘구멍을 어떻게 뚫어주나?

샘구멍을 막고 있는 동물성 지방질을 용해시켜 내보내면 된다. 그것은 비누 성분이라야 한다. 우리 손등에 기름기가 묻어 있으면 세숫비누 또는 합성세제 등으로 닦아낸다. 그렇다고 그런 세제를 먹을 수는 없으니 먹을 수 있는 비누 성분을 찾으면 된다. 그것이 사포닌(Saponin)이라는 성분이다.

Saponin은 Sapona, 즉 비누라는 희랍어에서 나온 말인데 이것이 비누 역할을 하게 된다.

Saponin은 우리나라에 분포되어 있는 식물 중 약 150종에 함유되어 있는 것으로 밝혀졌는데 그 중 인삼에 가장 많이 함유되어 있다. 인삼 중에서도 홍삼 엑기스에 많이 함유되어 있기 때문에 이 홍삼 엑기스를 1회에 5g 가량, 1일 5회 이상 복용하면 샘구멍을 막고 있는 동물성 지방질은 용해되어 나간다는 원리이다.

용해되어 나오는 속도는 사람에 따라 또는 병세나 체질에 따라 다른 것으로서 빠른 경우는 20여 일 만에 되기도 하고 늦으면 4개월 이상도 걸리나 대개 평균해서 2개월이면 가능한 것으로 나타났던 것이다.

사포닌으로 막힌 구멍이 뚫리면 인슐린 분비촉진제가 있어야 하는데 다행히 인삼에는 피로그롤타민(Pyrogroltamin)과 아데노신(Adenosine)이라는 인슐린분비촉진제가 함유되어 있어 인삼(홍삼 엑기스)은 명실공히 당뇨병 치료제로서의 구실을 하게 되는 것이다.

이런 면에서 볼 때 당뇨병 환자에게는 홍삼 엑기스가 구세주 역할을 하는 셈이다.

당뇨병의 재발 가능성 여부

당뇨병을 치료한 후에 재발 가능성 여부에 대한 질문이 쏟아진다. 그럴 때마다 재발 가능의 위험성에 대하여 경고를 해오고 있다.

당뇨병은 원래 동물성 식품의 과다섭취가 그 원인이었으므로 일단 치료가 된 후에 다시 옛날의 식생활 습관대로 동물성 식품의 과다 섭취를 계속한다면 틀림없이 재발이 된다. 그러니까 재발이 되지 않게 하기 위하여는 동물성 식품을 절제하는 것이 중요한 일이다.

여기서 특히 유의하여야 할 일은 육류 중에도 기름기를 다 빼고 살코기만 먹으면 아무 일 없다는 것과 고기를 절제하는 대신 생선류를 섭취하면 영양이 보충될 것이라는 생각을 버려야 할 일이다.

살코기나 생선류도 과다 섭취하면 당뇨병의 원인이나 재발 가능 요인이기 때문이다.

동물성 지방질을 먹지 않고 단백질만 먹어도 당뇨병이 생기게 된다. 우리 인체의 특성은 동물성 단백질은 일단 지방질로 전환되어 인체내에 축적이 되기 때문에 살코기나 생선류를 다량 섭취하면 당뇨병이 생기거나 재발 요인이 된다는 사실을 알아둬야 한다.

인삼이 맞는 체질 안 맞는 체질

 당뇨병을 홍삼 엑기스로 치료한다는 강의를 하고 나면 '인삼이 맞는 체질과 안 맞는 체질이 있다는데 이런 경우 어떻게 하면 되느냐?' 하는 질문이 쏟아져 나온다. 이것은 어떤 강의장마다 공통적으로 나오는 질문이다.

 누가 이런 철저한 교육을 시켜왔기에 대다수의 국민들이 그런 인식을 해오고 있는지 알 수 없는 일이다.

 또 인삼을 많이 먹으면 죽을 때 고생을 하게 되니 먹지 말라는 말도 많이 들려온다.

 우리나라는 인삼 종주국이라는 말을 많이 들어오고 또 그렇게 인식들을 하고 있는데 인삼에 관해서 너무 모른다.

 또 인삼은 열이 있는 식물이기 때문에 열이 많은 사람은 인삼을 먹어서는 안 된다는 인식도 철저하다. 이 말은 옛날 중국에서 가장 권위가 있었다는《천금요방(千金要方)》이라는 의서에 처음 나와 있다.

이것을 우리 한방에서 그대로 들여와 인용해 온 전통이 생겨 지금의 한의사들도 이를 신앙처럼 믿고 그런 처방을 하고 있는 것이 아닌가 한다.

뿐만 아니라 지금부터 100여 년 전에 만들어졌다는 《사상의학(四象醫學)》이라는 의서에서도 태양·태음·소양·소음 체질 중 소양체질은 인삼이 맞지 않는 체질이니까 절대로 먹어서는 안 된다는 것으로 되어 있어 지금의 한의사들은 이것을 그대로 믿고 따르는 것 같다. 몰라도 너무 모른다.

인삼은 한방약의 재료로서는 절대적인 보약재로 사용하고 있다. 그러면서도 그렇게 소중한 인삼에 대하여 너무도 연구를 하지 않고 옛날부터 내려오는 말만 그대로 믿고 이런 엉터리 같은 소리를 합창하며 가르치고 있는 인상이다. 나의 은사 유달영 박사의 당뇨병을 치료해 드리려 할 때도 이 문제가 첫번째 장애물로 나타났다.

'교수님은 소양체질이니까 인삼을 복용하시면 안 된다'는 말을 K한방대학의 사상체질 전문교수로부터 듣고 홍삼엑기스 복용을 거절하시는 것이었다.

그래서 나는 '선생님, 사상의학이라는 것은 비과학적인 의학이니 믿으실 것 없습니다'라고 진언을 했다.

그 길로 다시 S대에서 사상체질과 팔상체질을 연구하고 있다는 L교수를 찾아 체질감별을 받아보니 여기서는 소음 체질이라는 말을 하기에 다시 K대학에 가서 확인을 해 보니까 그쪽에서는 S대학의 감별이 틀렸다 하고 또 S대학 교수측에는 저쪽이 틀렸다는 주장이었다.

류박사님은 도대체 사상의학이라는 것은 엉터리 중의 엉터리라는 결론을 내리시고 나의 권유대로 홍삼엑기스 복용 후 꼭 2개월 만에 완치가 되기에 이른 것이다.

나도 인삼이 맞지 않는 체질이라 진단을 받고 있으나 홍삼엑기스를 막 퍼먹고 있어도 아무런 탈 없이 최상의 컨디션으로 건강이 그대로 유지되고 있다.

이와 같이 인삼은 당뇨병을 위시한 순환기 계통의 질환에는 절대적인 치료제인 것이다. 한방에서는 인삼을 보약으로 다루고 있으나 보약수준을 넘어선 완벽한 치료제라는 인식을 새롭게 하여야 한방의학의 신뢰성이 높아지고 소중한 우리 국민들의 건강을 보장하는 일이 된다.

이런 면에서 우리의 홍삼엑기스는 당뇨병을 추방하는 유일무이한 세계적인 치료제라는 인식을 단단히 해둘 필요가 있는 것이다.

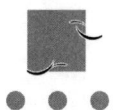

5. 현대인과 질병

암치료

　미국의 하버드 의대 부설 아동병원의 주다 퍼크먼 박사가 인체내에 흔히 있는 플라스미노겐, 콜라겐18에서 각각 혈관 신생을 억제하고 암의 전이를 막는 물질인 엔지오스테틴과 엔도스테틴을 발견한 데 이어 이 두 물질을 암을 가진 쥐에 함께 주사하는 실험을 한 결과 아무리 큰 암덩이라도 재발 가능성이 없이 완벽히 박멸되는 효과를 거두었다고 발표함으로써 미국을 비롯한 전세계가 그 희소식에 들끓고 있다. 아직 쥐에 대한 실험 결과여서 인체에의 실험에서 부작용만 없다 하면 금세기 인류의 큰 고민을 덜어주게 될 위대한 성과가 될 것으로 믿고 크게 부풀어 있다.
　1971년 당시 미국의 대통령인 닉슨 씨가 암 정복을 위하여 매년 10억 불씩 10년간에 100억 불만 쏟아 부으면 성공 가능할 것으로 믿고 암에 대한 연구 지원을 해왔으나 10년이 지난 후의 결과가 아무것도 없자 다시 10년을 연장하였다. 그러나 이때도 뚜렷한 성과가 없었고 그 후 1995년까지 25년간에 걸친 250억불의 암 연구비를 투자하였어도 별다른 효과가 없어 실망한 가운데 이번에 이런 연구 결과가 나왔으니 미국 정부의 체면이 겨우 섰다고 할 만한 일이다.

암 정복은 인류 공통의 숙원이기에 이런 연구 결과는 크게 기대할 만한 일이나 암 연구를 이렇게 어려운 과정을 거쳐 막대한 연구비를 지출하면서 헛수고만 해온 연구진들에 측은한 생각이 든다.

우리의 홍삼 엑기스에는 이미 20여 년 전부터 항암성분이 있다고 발표되어 나왔고 또 나는 최근 5~10년 사이에 암환자를 홍삼 엑기스로 여러 사람을 고쳐준 사실이 있다는 점에서 생각할 때 미국의 이번 연구 발표 내용이 마치 뒤늦게 뒤통수를 치는 격이 되어 우습기만 한 것이다.

몇 가지 나의 암치료 실례를 들어본다.

나의 친구 중에 산부인과 의사인 딸을 가진 사람이 있었는데 그 딸이 3년 전에 유방암 수술을 하고 요양하던 중 유방암이 재발되어 암발생 지수가 10을 넘어서 12가 되었다. 친구는 이대로라면 머지않아 딸의 생명을 빼앗길 위험 수준에 와 있어 큰 걱정이라는 고충을 내게 털어놓으며 구원 요청을 하는 것이었다.

그래서 나는 즉석에서 유방암 정도라면 홍삼 엑기스를

적극적으로 복용하면 된다는 사실을 가르쳐 주고 그날부터 실천해 보라고 했다. 그로부터 2개월 후에 만나 얘기를 들어보니 암 발생 지수가 10 이하인 8로 떨어져 암세포의 세력이 꺾였다는 담당의사의 진단 결과였다 하며 그 의사도 이 사실에 크게 놀라며 어찌해서 그리 호전되었는가 하며 의아해하였다고 한다. 그 후 그 딸은 완전히 암으로부터 해방이 되어 건강생활을 하게 되었다고 한다.

또 위암 수술을 받고 병원에 입원 치료하고 있는 어느 노스님이 있었다. 그 스님을 위하여 나는 홍삼 엑기스 20병을 구해 가지고 입원실을 찾아가 의사에게는 일절 알리지 말고 복용하실 것을 적극 권하고 돌아왔다. 그 스님은 나의 말을 믿고 그대로 실천을 했더니 수술 후 대단히 빠른 속도로 호전되어 같은 무렵에 수술을 받은 다른 암환자들보다도 2배 가량 빨리 회복이 되어 담당의사가 이상하다는 의견을 제시하더라는 것이었다. 그 후 그 스님은 수술 후유증이 전혀 없이 건강을 완전히 회복하기에 이르렀다.

그뿐이 아니다. 그 이전에 자궁암 환자도 또 다른 위암 환자도 이런 식으로 완전 치유케 지도한 일이 있었다.

홍삼 엑기스에는 사포닌, 게르마늄, 크레스틴, 코린산 등의 항암성분이 함유되어 있기에 암이 정복되는 것이다.

이렇게 간단히 암을 정복할 길이 있는데 4반세기에 걸쳐 250억 불씩이나 투자하고도 해결 못 하고 있었던 미국이 이제 겨우 쥐 실험에서 성공했다고 야단법석을 떨고 있으니 멋쩍은 일이라 하지 않을 수 없다. 미리미리 우리 홍삼 엑기스를 치료제로 활용해 보았다면 이미 암으로 고통받거나 생명을 잃는 불행한 일은 없었을 것이라는 생각을 해 본다.

덮어놓고 돈만 쓰고 복잡한 연구단계만 거쳐야 병 치료가 되는 줄 아는 현대의학의 맹점을 버릴 때가 왔다고 본다. 우리 속담에 '개똥도 먹고 병이 나으면 약이다.' 하는 멋진 금언을 새겨볼 일이다.

우울증

나의 저서 《건강혁명》이 의외로 많이 팔려나가자 우울증 환자들로부터 엄청난 양의 전화가 쇄도하고 있어 이제는 빗발치는 전화답변에 지쳐버릴 정도가 되고 있다.

그들 중에서 몇 가지 사례만 들어보고자 한다.

부산에서 30대 중반의 청년으로부터 전화가 왔는데 몇 년간 우울증으로 심한 고통을 받고 있어 그곳의 크고 작은 병원을 다녀봤어도 전혀 치료 효과가 없었다고 한다.

그래서 한방 침술원, 안마 지압, 기공법, 약국과 건강식품 등 좋다는 것은 다 해 보았지만 병세는 더욱 악화일로에 있어 남은 것은 이제 자살뿐이니 어떤 방법으로든지 자기의 병을 고쳐달라는 애원이었다.

나는 그 젊은이의 생명을 구해 줄 심산으로 즉시 필자와 만나자고 하였더니 곧바로 찾아왔다.

그는 우울증이 심해져 대인공포증까지 생겼고, 사람을

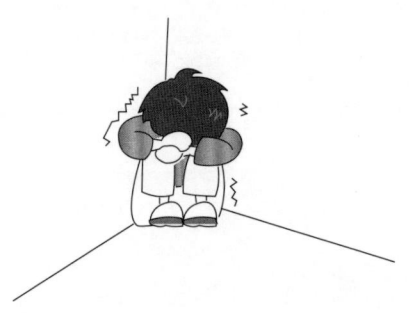

만나기가 무서워 버스도 기차도 탈 수 없었으나, 있는 힘을 다해 왔다며 그동안 병원에서 MRI, CT, 심전도검사, 뇌파검사, 혈액검사 등 종합진단을 받아보았지만 진단결과는 아무 이상이 없다는 말만 들었다고 했다.

그런데도 견딜 수 없는 고통이 닥쳐와 결국은 삶의 포기라는 극단적인 결심까지 했으니 생명을 구해달라는 절박한 하소연이었다.

필자가 판단하기에는 아무 이상이 없는 게 아니고 머리에 극심한 산소공급 부족 상태였다. 실제에 있어 머리에의 산소공급부족증은 MRI, CT, X-레이 등에는 나타나지 않으니 의사로서는 아무 이상이 없다는 진단을 내릴 수밖에 없었을 것이다.

1주일 정도만 치료를 받아보라 했더니 내 병만 고쳐진다면 10주일이라도 있겠다는 굳은 결심이었다.

나는 즉시 산소공급촉진법으로 대처해 주고 본인이 직접 할 수 없는 것은 옆에서 거들어 주었더니 단 한번만으로 면도칼로 도려내듯 아팠던 심장의 통증도 거짓말처럼 사라졌고 어지럼증도 없어지니 '이것이 꿈입니까, 생시입니까?' 하며 경탄을 하는 것이었다.

이런 식으로 1주일만 머물러 있다가 완치된 후에 집으로 가겠다는 필자와의 굳은 약속을 하고 성실한 대처에 응하더니 6일간의 시술끝에 그는 행방불명이 되어버렸다.

당황한 나는 갑자기 병세가 다른 방향으로 반전하여 혹시 정신이상이 된 것이 아닌가 하며 불안한 하룻밤을 보냈으나 이튿날 새벽에 부산에서 전화를 한다면서 하룻밤을 참지 못하고 도망친 사연을 늘어 놓았다.

6일간의 치료를 받고 나니 자기의 병세는 완전히 사라진 것 같았고 그동안 대인공포증으로 몇 년간을 자기 부인도 무서워 접근을 못했는데 이제 그런 증세가 전혀 없어짐과 동시에 갑자기 마누라가 보고 싶어 견딜 수 없어 그날 보따리를 싸가지고 도망치듯 내려왔다는 것이다.

그 외에 또 한분의 경우는 60세가 넘은 노년기의 남자인데 이분은 20대 중반 때 호기심으로 대마초를 피워 뇌에 손상이 갔는지 그 후 어지럼증에 이은 정신착란증까지 겹쳐 있었다는 것이다.

약 40년에 가까운 세월을 이렇게 보냈다니 얼마나 고통스런 인생을 살아 왔는지 알 수 있는 일이다.

이 분도 머리에의 산소기능 장애로 판단하여 그에 상응한 대처를 하였는데 4일 만에 완전 회복이 된 듯하여 그날 저녁에 온 집안 식구를 모아 놓고 큰 잔치를 했다는 자랑을 하였다.

이렇게 간단히 고칠 수 있는 질병인 우울증을 못 고치고 한평생을 고생하다가 생을 마치는 이들이 얼마나 많은가.

현대의학이 해결할 수 없는 우울증을 음악으로 고친다고 아침 드라마에서 방영되어 나온 일이 있다. 터무니없는 말이다. 신바람운동으로도 고쳐진다는 말도 있으나 머리의 산소 공급과 연결되지 않은 치료법은 빗나간 소리에 불과한 것이다.

지금 언론에 보도되어 나오는 것을 보면 중·고등학생이나 젊은 층에서 자살하는 사람이 많다하는데 이런 자살심리는 동기유발도 거개가 이런 증상의 발작인 것이다. 그러니까 주변에서는 산소공급부족이 원인이라는 사실을 깨우쳐 아까운 생명을 내던지는 일이 없게 하여야 할 일이다.

어지럼증

 우리 주변에 어지럼증 환자가 의외로 많다. 병원마다 신경과에 가 보면 어지럼증 환자가 줄을 잇고 있는데 보통 5~10년 동안 또는 그 이상 이 병으로 고통받고 있는 분들이 많다. 그렇게 오랜 세월 고통을 받으면서도 고치지 못하고 있다는 것이 그들의 원망 섞인 하소연들이다.

 병원 의사들의 원인 설명은 여러 가지로 나타나 있다. 신경성이 그 주류를 이루고 있고, 스트레스, 과로, 운동부족, 술담배, 뇌내종양, 뇌의 염증, 고혈압, 저혈압, 불안증, 심인성, 내장기능의 장애, 또는 원인불명으로 진단되어 나오고 있다.

 그러나 필자가 30년 동안 앓다가 내버린 경험에 의하면 위에 열거한 원인설명은 모두 빗나간 진단결과이다. 이런 엉터리 진단이기에 치료 방법도 가지각색일 수밖에 없다. 신경안정제, 수면제, 진통제, 혈압조절제, 빈혈치료제, 침뜸, 부항 등이 보통이고 여기에 과도한 신경억제, 명상, 안정생활, 음식조절, 술담배의 억제, 적당한 운동, 등산 등 상식선의 권유를 한다. 그러나 이런 처방들로 어지럼증의 치료는 불가능한 일이다.

필자가 출강하던 대학의 어느 교수 부인이 어느 날 갑자기 심한 구토증으로 쓰러져 거동을 못하고 있다는 소식이 있어 급히 달려가 보니 이미 모 병원의 의사가 다녀간 뒤였고 그 의사는 위경련이라 하여 처방을 하고 돌아갔는데 좀처럼 차도가 없자 필자에게 연락을 했다는 것이다.

이때 필자의 진단으로는 위경련이 아니라 뇌에의 산소공급 부족이 원인으로 판단했기에 산소공급촉진법(P.T.M)으로 처치를 해줬더니 즉석에서 일어서게 되었다.

또 필자의 친구 부친께서 항상 어지럼증으로 자주 밥상머리에서도 쓰러지는 경우가 있어 병원에 입원하여 종합검진을 해보겠다기에 병원에 가도 그 원인을 캐내지 못할 것이라는 충고를 했으나 이를 마다하고 일주일동안 MRI, CT촬영, 심전도검사, 뇌파검사, 혈액검사 등 정밀검사를 했다고 한다.

그러나 결과는 아무 이상이 없다 했는데 퇴원하던 그 이튿날 또 쓰러져 일어나지 못하고 있다는 소식이 전해져 왔다. 이 노인의 경우도 뇌에의 산소부족에 의한 어지럼증의 발작으로 판단하고 산소공급촉진법(P.T.M)을 적용하여 바로 일어서게 했다.

이런 예를 들자면 한이 없으나 이 어지럼증은 어른들에게만 있는 것이 아니라 초등학교 어린이들에게도 많이 발생되고 있다. 그래서 서울의 어느 초등학교에서는 아침 조회를 하지 않는데 학생들은 10분 내지 20분 운동장에 세워두면 픽픽 쓰러져 조회를 못하게 되었다는 것이다.

어떻든 최근 우리 주변에는 이런 어지럼증으로 고통받고 있는 분들이 부지기수이나 병원에서는 그 원인을 찾아내지 못하고 있으니 딱한 일이다.

왜 뇌에 산소부족이 생기는 것일까? 우리 목덜미에 뇌로 올라가는 동맥 중에 경동맥소체라는 쌀알만한 크기의 작은 조직이 있다. 그 조직의 직경이 좁아지거나 장애를 받았을 때 혈류 조절이 안되어 발생되는 것이다.

산소가 부족하면 깊은 숨쉬기운동이나 맑은 공기의 흡입 또는 산소의 강제 흡수 등으로 치료가 가능할 것 같지만 그렇지 않다. 어지럼증의 예방이나 치료는 목운동을 해주지 않으면 치료가 안 된다. 목운동은 전후좌우 360도 회전운동이 필요하다. 이렇게 해서 치료를 하게 되면 어지럼증은 병도 아닌데 이 증상으로 엄청난 고생들을 하고 있으니 안타까운 일이다. 이렇듯 현대의학의 한계성이 드러나고 있는 현실에서 민간요법이나 자연요법은 절실히 요구되는 것이다.

뇌졸중

대통령 후보 경선 대열에서 가장 유리한 고지에 서 있었던 C씨가 어느 날 그분들의 아침모임에서 갑자기 쓰러져 S대병원에 입원하고 보니 뇌졸중으로 반신마비와 함께 언어장애 증상까지 겹쳐 뇌수술을 받기도 했다는 안타까운 소식이 전해져 왔었다.

병원 주치의가 설명하는 그 뇌졸중은 과로와 운동 부족, 그리고 담배와 술이 그 원인이라 했다.

뇌수술 3일 후에는 의식이 다소 회복되고 마비증상도 호전되어 앞으로 몇 달 후가 되면 활동이 가능할 것이라는 치료결과가 발표되어 듣는 이들의 안타까운 마음을 달래주기도 하였다.

주치의 설명대로 호전만 된다면 얼마나 다행한 일이며 인재 부족인 우리로서는 크게 환영할 일이 아니었나 했다.

그러나 불행하게도 뇌졸중이란 질병은 의사가 발표한

대로 원상회복이 되지 않는 것이 특징이어서 이것이 현대 의학의 고민이 되고 있는 것이다.

그런데 여기서 주목해야 할 것은 주치의가 발표한 뇌졸중의 잘못된 원인 설명이다.

뇌졸중은 과로 때문에 발생하는 질병도 아니요, 운동 부족으로 나타나는 질병도 아닌 것이다.

만일 과로가 뇌졸중의 원인이 된다면 올림픽에 출전할 운동선수들은 과도한 연습에 지쳐 모두가 뇌졸중으로 쓰러져야 할 일이고 특히 100리 길을 쉬지 않고 초스피드로 달려야 하는 마라톤 선수들도 모두 아스팔트 위에서 쓰러져 반신불수가 되어야 할 형편이 아닐까!

그러나 이런 과로가 겹친 운동선수 중에 뇌졸중으로 쓰러졌다는 예는 세계 스포츠 사상 한 사람도 없었다.

한편 운동 부족이 뇌졸중의 원인이라 한다면 앞서의 과로와는 전혀 상반된 원인이 될 뿐만 아니라 마치 운동만 하면 뇌졸중은 완전히 예방이 되는 듯한 모순된 설명이 아닌가.

의사의 말대로 운동 부족이 원인이었다면 졸도한 그분은 원래부터 민주산악회의 회장으로서 평소 등산과 운동을 꾸준히 하여왔을 일인데 이런 분의 경우도 운동부족을 탓한다면 이보다 못한 운동량을 가지고 있는 사람들은 모두가 뇌졸중 환자가 될 일이 아닐까 한다.

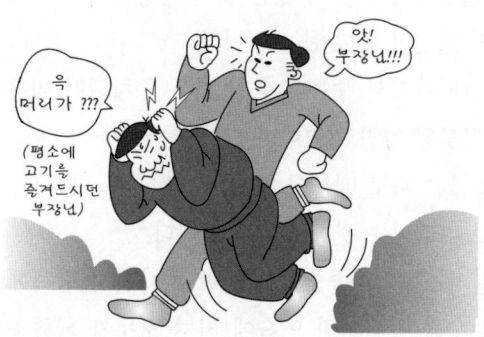

또 술과 담배도 뇌졸중의 원인 설명으로서는 빗나간 것이다.

사실에 있어 술에 문제가 있는 것이 아니라 그 안주가 원흉의 역할을 하고 있는 것이다.

즉, 고급 안주인 고기류와 생선류 등 동물성 식품의 과다섭취에 의한 고지혈증, 그러니까 혈액 속에 동물성 지방질이 많이 섞여 인체의 구석구석까지 분포되어 있는 모세혈관을 좁아지게 하였거나 막히게 하여 일어나는 질병이지 절대로 술과 담배가 이 병의 소인이 되는 것이 아니다.

의사 말대로 술·담배가 뇌졸중의 원인이라면 술·담배를 하지 않는 부녀자들이나 초중등학교의 어린이들의 뇌졸중이 없어야 할 텐데 최근 그들의 뇌졸중의 급증하고 있는 이유가 무엇일까.

뇌졸중은 오른쪽 뇌혈관이 막히면 왼쪽이 마비되고 왼

쪽이 막히면 오른쪽에 반신불수 현상이 일어나면서 언어장애까지도 겹치게 된다. 그러니까 왼쪽과 오른쪽별 마비는 남녀 간의 차이는 없고 남녀 공통적인 현상이다.

최근 우리나라의 뇌졸중 환자가 세계에서 가장 많이 발생되고 있다는 국제 뇌졸중학회장의 발표가 있었다.

뇌졸중 환자가 세계 최고라면 반신불구 환자가 가장 많다는 사실로서 국가적으로도 크게 불행한 일이라 하지 않을 수 없다.

고기나 생선류를 영양 관리의 선을 넘어서 과다섭취를 하게 되면 고혈압, 동맥경화, 당뇨병, 심장병과 함께 어느 때 갑자기 발작할지 모르는 무서운 질병이다. 뇌졸중이 한번 발생하면 인생으로서는 끝장이다. 평생 불구의 몸이 될 터이니 그럴 수밖에 없다.

평소에 동물성 식품의 과다섭취를 절제하여 이런 무서운 질병의 불안에서 탈피해야 할 일이다. 이것이 세계화 또는 국제 경쟁에서 승리하는 기본 요소가 된다.

만성피로와 무기력증

나는 이번에 재미 한방의사회가 주관하는 건강 세미나의 강사로 초청되어 2개월간 한방의과대학의 대학원 박사과정을 비롯한 여러 번의 강연을 하고 돌아왔다.

미국 체재 기간중에 서울의 모 주요 일간지에 실려 있는 만성피로와 무기력증에 관한 의사들의 처방기사가 있기에 관심있게 읽어보았다.

우리나라에 이런 환자들이 대단히 많고 매년 증가 일로의 실정이라는 내용인데 그 발병 원인에 대하여는 아직 확실히 밝혀지지 않고 있다는 것이다. 원인을 모른다 하면서도 한방·양방할 것 없이 의사들의 원인 설명은 그럴 듯하게 나와 있다.

그 의사들이 설명해 놓은 내용을 보면 양방 의사쪽에서는 ① 면역기능의 감퇴 ② 뇌하수체의 이상 ③ 중추신경의 이상이었고, 한방 의사쪽의 설명으로는 ① 장부기능의 악화 ② 원기 기혈부족에 의한 허세 ③ 과도한 정신적·육체적 노동 ④ 과도한 부부관계 ⑤ 소화기의 약화와 영양부족 ⑥ 비위허약 ⑦ 폐와 신장 기능의 불량 ⑧ 폐의 양허 등 장황하게 늘어놓고 있었다.

이 내용을 자세히 검토해 보면 양방쪽에서는 주로 두뇌 쪽의 이상에서 그 원인을 지적했고 한방쪽에서는 가슴 아래쪽의 이상에 원인을 두고 있었다.

이런 사실에서 볼 때 양방쪽에서는 한방의 원인 설명이 틀렸다 할 것이고 한방쪽에서는 양방의 이론이 틀렸다고 우겨댈 일이다.

이렇게 서로 하늘과 땅 사이 정도로 원인 설명이 다르다면 환자는 어느 쪽을 찾아 병 치료를 하여야 할 것인지 갈피를 잡을 수 없게 된다.

물론 의사들이 하는 말이니까 틀렸다 해도 믿지 않을 도리가 없다. 현대병의 원인과 치료는 모두가 이런 식이니 양방이든 한방이든 간에 현대병의 80%는 의사가 고치지를 못하고 있다는 어느 저명한 의사의 양심선언이 옳게 받아들여지게 되는 것이다.

그런 가운데에서도 이런 질병이 생기면 환자들은 너나 할 것 없이 병원을 찾아 헛수고만 하다가 병원에서 주는 신경안정제나 기타 치료약을 타 먹다가 약물 중독이나 부작용으로 엉뚱한 다른 질병을 얻게도 된다.

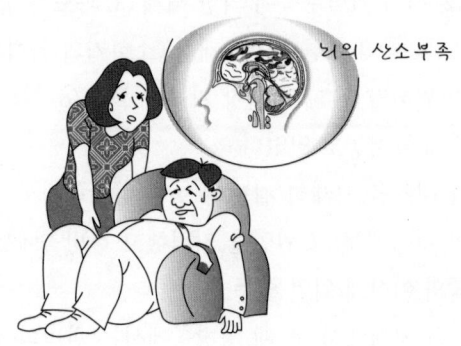
뇌의 산소부족

한심한 일이나 별 도리는 없다. 국가가 허가해 준 의사들의 치료방법은 고작 이런 수준인데도 보건당국은 3맹(귀머거리, 장님, 벙어리)의 구실만을 계속하고 있다.

즉 검증이 되지 않은 치료법을 아무렇게나 구사해도 아무 소리 못하고 있다.

이런 한심한 꼴이 있나? 국민의 건강은 어쩌자고 이런 꼴이 되고 있는 것일까.

그러나 필자의 오랜 연구 결과는 양방·한방 의사들이 설명하는 내용과는 전혀 다르게 나와 있다.

즉 만성피로와 무기력증은 뇌의 산소공급 부족에서 나타나는 질병임이 확실히 밝혀지게 된 것이다.

뇌의 산소는 혈액 중의 헤모글로빈이 뇌로 운반하는데 그 혈액은 목덜미의 경동맥소체라는 작은 조직이 이를 조절하고 있으나 이 조직의 기능이 떨어지거나 직경이 좁아지면 혈류가 잘 흐르지 않게 된다.

그렇게 되면 전신피로가 생기고 장기간 이런 증상을 끌고 가게 되면 만성피로와 무기력증으로 발전하게 된다.

경동맥소체의 기능을 강화시키면 이 병은 단시일 내에 치료가 가능해지는 것이다.

사람의 머리는 인체의 사령부 격이다. 그 사령부에 산소가 부족해지면 몸 전체의 콘트롤이 되지 않게 된다. 이런 간단한 원인을 모르고 엉뚱한 소리들만 그럴 듯하게 늘어놓고 있다.

이런 거품 원인설명도 IMF의 찬바람을 타야 제자리가 잡힐 것인지 걱정이다.

본태성 고혈압

 우리나라 의술의 본산으로 알려져 있는 의료보험조합에서 발행되어 나왔다는 고혈압에 대한 설명기사(건강과 자연농업-'97. 9. 1일자)를 읽고 아연실색을 하였다. 의료보험조합에서 발표한 의술이라면 누구나 믿지 않을 사람이 없을 것 같고 그 내용을 엉터리라 한다면 엉터리라고 말하는 필자가 오히려 엉터리라는 반격을 받을 일이다. 그러나 이 글을 읽고 나면 어느 쪽이 진짜 엉터리인지 판가름이 날 것이다.

 의료보험측에서 발표한 고혈압의 원인을 보면 고혈압의 90% 이상이 본태성이라 하였다. 그런데 본태성이란 말이 무슨 뜻인지 알고 있는 분들이 흔치 않다. 원래 본태성이란 원인 불명이란 뜻인데 일반인들의 판단을 흐리게 하는 어려운 용어를 만들어 쓰고 있다.

 병원에서 환자를 치료하면서 그 병의 원인을 모른다면

체면 깎이는 일이 될 것이니 이런 낱말을 만들어 쓰고 있는 것 같다. 본태성의 뜻이 이해하기 어려우니 일반인들은 그저 선천성이란 뜻으로 이해하고 있는 듯싶다.

의료보험쪽의 설명대로 본태성 고혈압이 90% 이상이라면 우리나라에는 선천성 고혈압이 그리 많다는 이야기가 되나 사실상 선천성이 되었건 본태성이건 간에 그 원인을 모르기는 마찬가지이다. 그러니까 고혈압 증세의 원인을 알고 있는 것이 10% 미만이라는 얘기가 된다.

그런데도 고혈압환자들은 누구나 병원을 찾아 불확실한 치료를 받는다. 고치지를 못하는 사실을 알면서 고치는 척한다는 것부터가 우스운 일이다.

어쨌든 고혈압은 현대 의술로는 치료 불가능하다는 것이 세계 공통적인 정설로 되어 있다. 원인을 모른다고 전제하면서 의료보험이 발표한 고혈압의 원인을 보면, ① 유전성 ② 짠 음식 ③ 비만증 ④ 스트레스 ⑤ 긴장성 ⑥ 긴장성 두통 ⑦ 뇌순환 장애 ⑧ 담배 ⑨ 기타 복합적 등의 원인을 들고 있다.

그러나 이런 내용은 고혈압의 원인이 아니다. 원인이 아닌 것을 원인인 것처럼 알고 치료를 한다는 것은 넌센스 중의 넌센스이다.

고혈압은 체내의 모세혈관의 직경이 좁아졌거나 혈액 중의 혈장의 농도가 짙어졌기 때문이다. 모세혈관의 직경은 8/1,000mm이고 적혈구의 직경은 6/1,000mm로서 모세혈관 속을 적혈구 한 개가 겨우 지나갈 정도의 넓이밖에 안 되는데 그 모세혈관의 벽에 기름기가 끼어 혈관의 직경이 좁아지면 혈액순환이 잘 안 되고 그 위에 혈장의 농도가 높아지면 찐덕거려 혈액순환에 장애를 받게 된다. 여기에 심장에서 막강한 박동으로 혈류를 촉진하나 이때 모세혈관에서 이를 잘 받아들이지 못하여 원활한 처리가 안 되면 압력을 받게 된다. 이것이 고혈압 증세인 것이다.

그렇다면 모세혈관의 기름기는 왜 끼는 것일까? 그 원인은 동물성 식품의 과다섭취가 원흉이다. 그러니까 모세혈관에 낀 기름기를 용해시키고 동물성 식품의 섭취를 억제하면 고혈압은 완전 치료가 되는 것이다.

이 간단한 원리를 모르고 엉뚱한 데서 원인을 찾고 있으니 우스운 일이 아닌가. 모세혈관의 기름기는 구연산으로 쉽게 용해시켜 버릴 수 있다. 구연산은 값도 싸고 치료 효과도 탁월하다. 어지간한 고혈압이면 2개월 가량의 복용으로 완치가 가능하다. 다만 치료 중에는 동물성 식품의 섭취를 일절 금하고 완치 후에도 동물성 식품의 과다섭취를 억제하는 데 유념하면 고혈압은 병이 될 것도 없다.

무릎병과 치료법

 국가대표 선수를 지낸 농구선수 한 사람이 무릎병으로 보행마저 불편하여 의료시설이 뛰어나고 친절하기로 소문나 있는 모 병원을 찾아 그 치료를 요청했으나 사진 한번에 45만원이나 한다는 MRI(자기공명영상) 사진을 찍어야 하고 그 결과에 따라 인공무릎을 치환하는 수술을 받아야 하며 수술 후에는 2개월 가량의 안정과 요양이 필요하다는 담당의사의 얘기를 듣고 실망하여 그대로 돌아왔다는 말을 들었다. 사진대와 수술비용을 합쳐 240만원이 적지 않은 부담도 되었지만 2개월 동안 꼼짝 않고 누워 있어야 한다는 것이 더 부담스러웠다 한다.

 만일에 인공관절을 대체하는 수술을 받아 완치가 된다면 치료도 해볼 수도 있지만 그렇지 못하다는 데 실망스러워 수술을 하지 않고 돌아섰다는 것이다.

 우리나라에는 무릎병 환자수가 당뇨병 환자수보다 많은

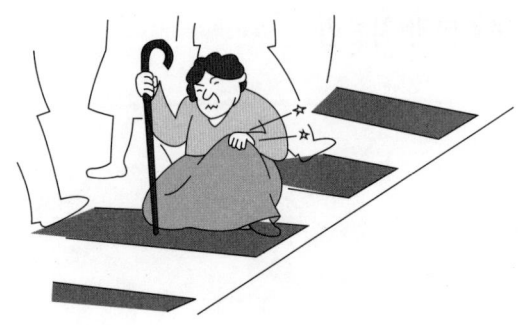

것으로 추산되는데 그 질병의 치료가 이런 방법밖에 없다면 국민의 상당수가 이런 관절염으로 고생할 일이어서 큰 문제가 되지 않을 수 없을 것 같다.

그런데 나는 20년 묵은 무릎병이라 해도 7~10일간이면 간단히 완치가 되는 꿈같은 비법을 개발해냈는데 이 방법과 비교해 볼 때 현대의술의 수준을 짐작케 하는 일이 될 것 같다. 무릎병의 치료가 이렇게 엉성하다 보니 관절염 신경통약이 엄청나게 범람하고 있다.

무릎병은 그 환부에 약을 칠하거나 발라서 고쳐지는 것도 아니요 침이나 뜸을 뜨거나 부항을 따서 피를 빼는 따위의 짓으로 완치가 되는 것도 아니기 때문이다. 무릎관절염은 생기는 원인을 과학적으로 분석 판단한 바탕에서 치료를 해야 완치가 되는 것이다. 엉터리 치료법이 활개를 치면 무릎병 환자는 양산만 될 뿐이다.

허리병 아가씨의 호소

금년 30세라는 어느 미모의 아가씨가 나의 저서 《건강혁명》을 읽고 허리통증을 호소하며 찾아왔다. 미국에서 여러 해 공부를 하고 돌아와서 외국의 은행에 취직하여 좋은 보수를 받아가며 근무 중에 허리병이 생겨 의자에 오래 앉아 있으면 허리가 으스러지는 것과 같은 통증이 있어 도저히 견딜 수가 없어 그 좋은 직장을 그만두고 나왔다 한다.

통증은 5년 전부터 생겨 치료를 하기 위하여 S대병원에 2개월여 입원도 했었고 Y대 병원에서 MRI, CT촬영 등을 하며 치료를 받아 보았어도 아무런 효과가 없었다. 동네 정형외과 의원에서 레이저 수술을 했음에도 조금의 차도가 없었고 고민 끝에 카이로푸락틱 물리치료, 침, 뜸, 부항 등 한방치료를 해보기도 했으나 여기서도 아무런 효과가 없었다. 그 후에도 유명하다고 하는 병원은 안 가본 병원이 없을 정도로 병원 신세만 지고 살아왔다 한다.

병원에서 자기의 허리병의 원인을 물어보니 한방에서는 신허 즉 신장에 이상이 있어 그렇다 하고 양방에서는 구두의 굽이 높아서 그렇다 하기도 하고 수영하다 살이 찌면 허리병이 생기기도 하고 또는 의자에 2시간 이상 앉아 있으면 그렇게 된다고도 하며 골다공증 증세가 있다기도 하고 퇴행성 관절 또는 연골탈출, 신경압박, 허리염증 발생 등 병원마다 원인 설명이 달라 도무지 갈피를 잡을 수 없었다고 한다.

병원에서 권유하는 자가치료법으로는 구두굽을 낮추라고도 하며 과도한 수영금지, 움직이지 말고 안정을 취하라기도 하고 단전호흡을 권하기도 하였고, 의자에 오래 앉아 있지 말라고도 했다. 또 딱딱한 침대생활을 하라기에 침대에 합판을 깔고 자기도 했고, 자석 벨트를 권하는 의사도 있었다고 한다.

5년간을 이런 식의 투병생활을 하다보니 결혼도 못하고 직장생활도 못하게 되었으니 자기의 병을 불치병으로 선언받고 절망 상태에 있으니 고치는 방법을 가르쳐 달라고 눈물로 호소했다.

그렇게 많은 병원과 의사들의 허리병 치료방법이 이 정도의 수준이니 우리나라에 허리병 환자가 많아도 해결 못하고 있는 실정인 것이다.

내가 연구 개발한 PTM법은 이런 정도의 허리병이라면

누워 떡먹기에 불과하다. 이렇게 간단히 치료할 수 있는 방법이 있는데도 의학계에서는 검증이 안된 것이라 핑계 대며 인정하려 하지 않는다.

그렇다면 앞서 열거한 병원 의사들의 그 엉터리 원인과 치료방법은 확실한 검증이 있었기에 자신만만하고 확실한 치료를 하고 있는 것일까.

우리 속담에 '개똥도 먹고 나으면 약이다' 하는 금언이 있지 않은가. 기존의 밥그릇만 지키고만 있는 제도나 사고 방식을 하루 속히 뜯어 고쳐야 할 때이다. 국민의 생명과 건강을 위해서 말이다.

그 아가씨의 눈물이 이제는 완전히 멈추게 되었으니 얼마나 다행한 일인가.

어느 산부인과 의사의 생리불순

중국에서 여러 해 산부인과 의사로 있다가 그만두고 한국에 와서 무역회사를 차려 사업을 하는 여성이 있다.

그녀의 말에 의하면 중국에서는 의사의 직업이 대개 공무원 신분이니까 의사라 하더라도 일반 공무원과 똑같은 수준의 봉급이어서 돈벌이가 안 되어 의사직을 그만두고 한국에 나와 무역업을 하고 있다 한다.

그러던 그녀가 어느 날 나를 찾아와 자기의 생리불순을 호소하며 치료방법을 가르쳐 달라는 것이었다.

생리불순이야 홍삼 엑기스를 1개월만 복용하면 된다고 알려주고 홍삼엑기스 1개월 복용분을 선물하였다. 그로부터 1개월 후 내게 다시 찾아와 그간의 상태를 설명해 주며 그리 심했던 생리불순 증상은 완전히 가시고 생리 때만 되면 심하게 아팠던 생리통마저도 깨끗이 사라졌다며 깊은 감사의 뜻을 전해왔다. 그로부터 1개월분을 더 복용했으면 좋겠다는 그녀의 희망을 들어 1개월 복용분을 더 선물해 주었다. 그 후 3년이 지난 지금까지도 그녀의 생리불순은 재발되지 않고 회복되었다고 한다.

산부인과 의사도 자신의 생리불순은 크게 걱정하고 있으면서 세계의 유명 치료약이란 다 써 봤어도 치료가 안 되던 것을 우리의 홍삼 엑기스로 그 불치의 생리불순을 단기간 내에 치료케 해 준 개가를 올린 셈이다.

이런 면에서 우리의 홍삼 엑기스는 세계적인 명물로 각광을 받게 될 날도 머지않을 것 같다. 소중한 대접을 해 줘야 할 때가 온 것이다. 그런데도 우리는 홍삼 엑기스의 위력을 너무도 모르고 있다. 안타까운 일이다.

이명은 왜 생기는가

 이명이라고 한글로만 써 놓으면 무슨 뜻인지 선뜻 이해가 가지 않는다. 한자의 '耳鳴'이라고 하면 귀에서 소리나는 증상이라는 것을 단번에 알 수 있다.

 원래 의학용어는 대부분 중국말 아니면 일본말이 주종을 이루어 그대로 수입되어 우리의 용어로 정착되었기 때문에 지금의 한글세대로서는 한자음을 그대로 직역해서 표기해 놓은 낱말에 대하여는 무슨 뜻인지 알 수 없고 한참 생각을 해보거나 과거부터 자주 들어온 낱말이면 뜻도 잘 모르고 그저 따라 짐작으로 아는 척을 하게 된다.

 우리의 전통 생활용어가 한글화되기 전에 갑자기 한글전용표기로 강행해 온 부작용의 산물이다.

 여기의 이명이란 용어는 국제적 과학용어인데 이것을 억지로 우리 한글로 표기함으로써 어리둥절하게 둔화시켜 놓은 것이다. 이 뿐이 아니다. 과학이란 원래 우리나라 독자적으로 창출된 게 거의 없어 외래용어가 들어와 우리말로 정착화되었는데 원어 그대로를 쓰지 않고 한글전용 시책에 맞추어 쓰게 강요하여 이 국제화의 초고속 과학문명 시대에 역행하는 과학문화를 만들어 놓아 과학기술 발전에 큰 장애를 받지 않을 수 없게 한 것이다.

본란에서는 한글, 한자 시비를 하려고 한 것은 아니다. 건강문제를 다루다 보면 이런 문제에 자주 걸려 뻑뻑하게 돌아가 많은 손해를 보는 경우가 있어 한마디 해본 것뿐이다.

이명이 왜 생기느냐에 대하여는 여러 가지 설이 나와 있는데 원인설이 그리 많다는 것은 정확한 원인이 밝혀져 있지 않기 때문이다. 그래서 의과대학 교수마다 또는 의사마다 자기 멋대로 그 원인설명을 달리하고 있다.

현대의학에서 밝혀놓은 주요 원인을 요약해 보면

① 심인성 난청이 될 때 생기기도 하는데 이때는 히스테리 증상에서 발생되는 경우

② 중이염의 일종으로 급성 중이염이나 항공성 중이염으로 급작스런 난청에 수반한 이명이 발생하는 경우

③ 메니에르병 즉 어지럼증, 난청, 무기력증, 구토증으로 내이(內耳)의 장애가 일어났을 때 발생하는 증상

④ 안면 창백, 식은땀, 구토, 두중(頭重)감 등이 되풀이 발생될 때

⑤ 고혈압, 저혈압, 정신적피로

귀의 구조

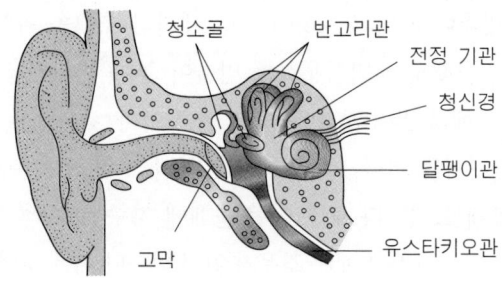

⑥ 스트랩토마이신 등 항생제의 부작용으로 발생되는 경우 등이 있다.

이와 같이 여러 가지 요소가 이명 발생의 원인이라 하고 있으나 이런 식으로 원인을 대자면 얼마든지 더 있다. 엉터리 원인을 주워대기는 마찬가지이니 아무렇게나 이유를 대어 환자들을 어리둥절하게 만들면 자기의 무지를 숨기거나 권위자처럼 보이게 하는 수단으로 활용하기 좋기 때문에 하는 말이다.

그러나 내가 연구한 바로는 단 한 가지이다.

귀 속에는 와우관, 이관, 중이관 등 세 관이 있는데 이런 기관에 모세혈관이 분포되어 있다는 것은 일반기관이나 조직이나 마찬가지이다. 이때 모세혈관의 내경이 좁아지면 혈액순환에 장애를 받아 마찰음이 생기게 된다. 그 모세혈관의 내경은 동물성 식품 과다섭취 때 좁아지는 것이다. 그 마찰음이 고막과 연결된 귀울림증, 즉 이명이 발생하는 것인데 이때 난청과 함께 나타나는 경우가 많다. 따라서 그 이명의 제거는 혈액이 그들 세관 속에 흘러갈 때 모세혈관의 내벽과의 마찰음만 생기지 않게 하면 가능한 것이므로 모세혈관의 내벽을 원상으로 확장시켜 주면 되는 것이다. 그 방법은 내가 개발한 SS비법에 구연산, 홍삼 엑기스를 겸용하면 효과적인 치료가 되는데 대개 평균 7~10일이면 완치가 된다.

이번에 미국 여행을 통하여 확실히 그 비법을 실증한 셈이다. 즉 미국에 거주하고 있는 우리 교민의 이명환자 몇 명을 만나게 되었는데 이분들을 통하여 나의 이론을 실험할 좋은 계기가 된 것이다. 그 중 한분은 60세 가량된 초로의 건장한 체구의 사업가였는데 10여 년간 이명 때문에 밤에 잠도 못 이루는 고통의 나날을 보내고 있어 병원측 얘기로는 고혈압과 중풍기가 있어 그렇다는 진단이 있어 이분의 불안은 더욱 심해졌다는 것이다.

그러나 나의 진단으로는 고혈압에 의한 중풍 염려는 거의 없다고 용기를 불어 넣어주고 SS비법으로 치료를 해 주었더니 6일 만에 그 이명은 감쪽같이 사라져 버렸다는 반가운 소식이었다. 이후 이분은 자기의 이명이 치유된 사실을 여기저기 다니며 선전함으로써 이명 환자를 여러 사람 만나게 하여 나의 치료 이론을 완전히 뒷받침하게 한 것이다.

그런데 대개 이명이 발생하면 어느 병원에 가서 치료를 받아야 할지 망설여진다고 한다. 이명은 귀에서 발생하는 증상이니까 이비인후과에 가는 것이 옳은 판단으로 여기를 찾게 되나 사실상 이비인후과에서는 이명에 관한 한 캄캄하다.

여기서 안 되면 신경과나 정신과를 거쳐 다음은 내과순으로 옮겨다닌다. 어느 의사나 병원엘 가도 이명 전문의가 없으니 별 수 없다.

그런데 가끔 TV나 라디오, 신문, 잡지에 나와 설명하는 의사들의 얘기를 들어보면 전문의를 찾아가라고 소개를 한다. 소경에게 길을 물어가라는 격이다.

의과대학에서는 이명에 대하여는 가르치지를 않는 것 같다. 그러니까 면허증을 가지고 있는 의사들이 통일된 확실한 진단을 못하고 중구난방의 캄캄한 소리만 하고 있는 것이 아닌가.

갱년기 장애

갱년기 장애라는 말을 많이 한다. 40~50대 이후 여성들의 폐경 후에 나타나는 여러가지 체질상의 이상이나 질병들을 통틀어 갱년기 장애라 하는데 그 구체적 이상 현상을 의학서적에서 찾아보니 현기증, 어지럼증, 피로감, 무기력증, 관절염, 신경통, 냉증, 팔다리 결림증, 두통, 편두통, 고혈압, 저혈압, 당뇨병 등이라 적혀 있다.

여기에 열거한 증상들은 폐경 후의 여성들에게만 생기는 질병이 아니고 남성들에게도 흔히 나타나는 질병들로서 요새 흔히 알려지고 있는 성인병군에 속해 있는 불치병들이다. 그렇다면 이런 질병들을 여성의 갱년기 장애 현상으로 정립하고 있다는 것은 큰 잘못이 아닌가 한다.

갱년기란 글자 그대로 연령을 더해가는 시기라는 뜻인바 사실상 연령의 증가는 남녀 공통의 불변원리인데 갱년기라는 용어는 여성의 경우에만 쓰고 있다. 성인기에 나타나는 여성과 남성의 차이라면 월경, 즉 생리의 유무뿐이다. 그러니까 갱년기 장애라는 용어를 굳이 쓰자면 여성들의 생리종식에 수반한 에스트로겐 호르몬의 분비중단이 그 증상의 중심이 되어야 한다.

나이들어 생리적 이변이 나타나는 것은 남성의 경우도 마찬가지이다. 정력감퇴, 정액사출량의 감소 등인데 이런 증상도 생리적 이변이라 친다면 갱년기 장애현상이라 하여야 할 것이다.

그래서 갱년기 장애라는 표현은 의학용어로서 적당치 않다는 이론이다.

다만 여성의 월경종식이란 용어가 직설적인 표현이어서 갱년기 장애라는 고상한(?) 학술용어로 바꾸어 쓴다 하면 이해가 갈 일이나 중년 이후의 여성에 나타나는 불치의 증세를 통틀어 갱년기 장애라고 한다는 것은 불치병의 발생원인과 치료 불가능성을 은폐하는 뜻이 강하므로 이런 용어 사용을 가급적 피하는 것이 좋을 듯싶다.

또 이런 질병들은 폐경기 이후에만 생기는 것이 아니다. 젊은 여성이나 남성, 또는 노인에게도 얼마든지 생길 수 있고 생기고 있는 것인바 이런 분들에게 발생하는 질병도 갱년기 장애 현상이라고 할 수는 없지 않는가 말이다.

그러니까 갱년기 장애라는 원뜻은 여성들의 폐경기 이후에 나타나는 월경종식에 따른 에스트로겐 호르몬 분비

부진에 의한 성기능 저하에 초점을 맞춘 증상으로 판단해야 한다.

　나는 미국에 가서 한의대 대학원 박사과정에 초청되어 강의하면서 이런 설명을 하니까 어느 한의사 수강생 한 분은 대뜸 한의사를 무시한 발언이라고 반론을 제기하는 것이었다. 그분의 말을 들어보니 한의학계에서는 앞에서 열거한 증상 모두를 갱년기 장애 현상으로 간주 처방하고 있는 듯이 보여졌다. 이런 식으로 이해를 하고 있으니 한방의학계가 불치병 천지가 되어도 해결책을 못 찾고 있고 그런 까닭으로 해서 한방을 찾는 환자수가 자꾸만 감소되고 있는 추세가 아닌가 한다.

정력제

 고대 이집트의 여왕 클레오파트라의 침대머리에는 항상 향기로운 복숭아가 예쁜 접시에 받쳐져 놓여 있었다고 한다. 그 복숭아의 생김새가 마치 여성의 생식기 같은 모양을 하고 있어 그것에 항상 관심을 두게 되면 여성의 정력이 증진된다는 풍설이 있어 복숭아를 애용해 왔다는 기록이 남아 있다. 클레오파트라의 정력은 당시 로마 황제인 시저와의 사랑의 정열을 불태우기 위해서 필요했다는 일화인 것이다.

 폭군 네로 황제도 강정비약을 만들어 상복함으로써 불로장생 회춘 강정을 추구하여 왔다는 역사적 기록이 남아 있고, 고대 로마시대에서는 돼지의 생피에 초콜릿을 섞어 끓여서 마시는 회춘법이 유행하기도 하였다 한다.

 진시황도 불로장수의 비약을 찾아 다니게 하였다는 유명한 얘기가 있고 원나라의 징기스칸도 사슴의 페니스술을 즐겨 복용하였다는 기록이 남아 있고 아라비아의 마호멧트도 비슷한 강정제를 찾아 음복하였다는 일화가 있다.

최근에는 그리스의 어느 마을에 정력약수가 터져나왔다 하니까 독일, 이탈리아, 프랑스 등지의 연인들이 남편과 자기들의 정력증진을 위하여 줄지어 경쟁적으로 이를 구해갔다는 토픽이 있었다.

이와 같이 정력제는 동서고금 남녀노소 할 것 없이 인생 최고의 복락을 누리는 요소로 삼아 정력에 좋다면 뱀이나 독사도 서슴없이 잡아먹는 용기(?)를 발휘하기도 한다.

특히 우리나라 남성들의 정력제 탐구욕은 유별나고 놀랍다. 개구리, 지렁이, 곰쓸개, 곰발바닥, 사슴뿔, 해구신, 우랑 등은 물론, 정력에 좋다면 굼벵이나 바퀴벌레라도 잡아먹는다는 해학이 있을 정도이니 정력제 탐구와 연구 노력은 세계정상의 실력이 있을 법도 하다.

미국 여행 중 샌프란시스코에서 약간 떨어진 관광 해안 도시에 물개가 집단 서식하는 섬이 있음을 알게 되었다. 한국에 그런 곳이 있다면 물개는 한 마리도 남아있지 못할 일이 아닌가 생각도 해 보았다.

물개는 수컷 한마리가 암컷 4~5마리, 좀더 실력이 있는 수컷이면 암컷 20~30마리를 거느릴 수 있는 정력이 있으니 물개의 페니스를 구해 먹으면 남성의 정력에 대단히 좋을 것이라는 소문이 나 있어 물개의 페니스를 구하려고 북

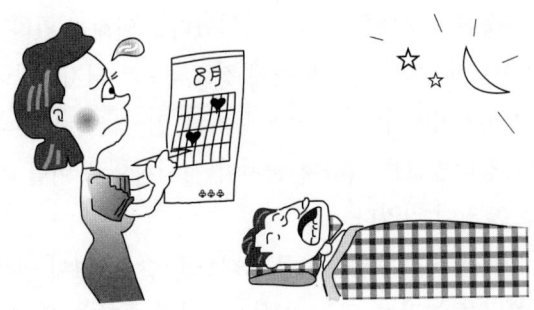

극해까지 원정을 간다는 얘기가 심심치 않게 들려오기도 한다. 실제 물개의 페니스를 말려 한국사람을 찾아 다니는 사람이 있어 그 실물을 보니 약 50cm 가량에 직경 3~4cm가량 되는 탐스러운 모양을 하고 있었다. 모양새는 그렇지만 그것은 일종의 고깃덩어리에 불과했다.

물개의 근육에는 펩타이드라는 근육 확장제가 있다. 그것이 물개의 페니스로 이행되면 페니스가 확장되기에 이른다. 그러니까 그 페니스는 근육에서 펩타이드를 공급받지 못하면 발기가 되지 않는다. 그러므로 페니스 자체는 순수한 고깃덩어리에 불과하여 이것을 먹으면 콜레스테롤을 가중시키는 결과가 되어 오히려 소양제 역할을 하게 된다. 그 비싼 소양제를 먹으면서 정력제라고 으쓱대는 바보같은 사람이 얼마나 많은지 모르겠다. 모르면 이런 엉터리 인생을 살아가게 된다. 개구리, 지렁이, 뱀, 독사, 녹용, 우랑, 곰쓸개 등도 콜레스테롤을 증가시키는 결과밖에 안 된다.

여기서 확실히 해 두지만 정력제는 그런 동물성 고깃덩어리에 있는 것이 아니라 정력은 첫째로 정신력에 있다. 정신적 피로와 매너리즘에 빠지면 정력은 감퇴되나 그 반대는 정력이 증진된다. 또 식물성 특히 인삼을 장복하면 혈액이 맑아지고 혈액이 맑아지면 뇌의 대사작용이 활성화되고 성 중추신경에 활력이 생기고 뇌하수체 호르몬 분비의 증가로 남성의 안드로겐 샤워, 여성의 경우는 에스트로겐 분비 촉진으로 행복한 성생활을 즐길 수 있게 된다.

당뇨병, 고혈압 환자들은 부부생활이 거의 안 된다. 피가 탁하여 성 중추신경을 둔화시키고 뇌하수체 호르몬 분비를 막는다. 여기에 홍삼 엑기스를 먹고 당뇨병 고혈압이 치료되면 정력은 다시 살아나게 된다. 이런 사례를 수없이 보아왔기에 자신있게 이런 설명을 하게 되는 것이다.

클레오파트라도 진시황도 칭기스칸도 우리 인삼을 찾아 복용했더라면 불타는 정욕을 과시하며 살았을 것을…….

두통과 편두통

나는 30년간 편두통으로 고생을 해왔다. 이 병을 고쳐보기 위하여 종합병원, 개인병원, 신경내과, 신경외과, 내과, 정신과, 한방, 침, 뜸, 지압 등 온갖 방법을 다 해봤어도 전혀 치료가 안 되어 인생의 반평생을 이 질병으로 고통을 받으며 살았다. 치료비만도 집 한 채값은 갖다준 셈이다. 그러니 현대의학에서는 두통, 편두통을 불치병으로 간주하고 있는 듯도 했다. 의과대학에서는 학생들에게 두통, 편두통 하나 제대로 가르치지도 못한 채 의사 면허증을 주고 병을 치료하라 하니 이것이 엉터리 의술일 수밖에 없지 않은가.

TV, 라디오, 신문, 잡지 등에 의사들이 발표하고 있는 원인 설명을 보고 들어보면 의학적인 원인은 아직 밝혀지지 않고 있다면서 치료법은 잘 설명을 하고 있다. 원인 모르는 치료법이란 있을 수 없는 것인데 거침없는 설명을 하는 내용으로 보아서는 못고치는 두통, 편두통이 없어 보인다. 그런 설명을 듣고 두통, 편두통이 고쳐졌다는 환자를 보지 못했다. 나 자신이 확실한 산 증인이 되고 있기도 하니 말이다.

두통, 편두통의 원인은 뇌의 산소부족에 의하여 발생하는 질병이다. 그 산소부족은 뇌로 공급되는 혈류에 장애를 받기 때문에 생기는 것인데 그것은 목덜미에 있는 경동맥 소체의 이상이 있으면 그런 증상이 일어난다는 사실을 밝혀낸 것이다. 그것이 바로 내가 연구 개발한 PTM법이다. 이 방법으로 내 스스로 치료를 해 보니 단 한번에 머리에 시원한 산소가 들어가는 느낌이었고 약 1주일 정도 계속 자가치료를 해 보니 30년 묵은 편두통이 완전히 치료가 되어버렸다.

이 사실을 알게 된 서울 영등포에 있는 어느 병원의 원장이 15년간 두통 증상이 있어 고쳐 달라기에 PTM법으로 3일간을 손봐 줬더니 그 고통스러웠던 두통이 깨끗이 나아졌다는 것이다.

이렇게 보면 두통, 편두통은 이제 병도 아니다. 그런데 우리 주변에는 이 두통, 편두통으로 고생하는 분들이 얼마나 많은지 모를 일이다. 보건복지부는 이런 신기한 민간요법을 검증이 안된 것이라는 궤변이나 억지만을 부리지 말고 국민의 건강을 위하여 하루 빨리 수용하여 의사들에게 가르쳐 주는 지혜를 발휘해야 할 것이다. 이제부터 보건복지부가 할 일은 이런 것이다. 의사들이 밥그릇만 챙겨 주는 보건정책은 버려야 할 때라 믿는다.

전립선 비대증

 사람들이 많이 모이는 운동 경기장이나 극장 또는 대중 연설장의 남자 화장실에서 사람들이 줄지어 기다리는 광경을 가끔 접하게 되는데 주의깊게 관찰을 하다 보면 노인들의 용변 뒷줄에는 젊은이들이 줄서서 기다리기를 피한다.
 노인들의 소변시간이 길어 줄을 잘못 섰다가는 급한 경우 낭패를 볼 수도 있기 때문이다.
 대개 60세 이상의 노인들은 60% 이상이 소변보기가 힘들고 시간이 많이 걸리게 되는데 이렇게 되면 늙은이라서 으레 기력이 떨어지거나 정력이 쇠퇴하여 그렇게 되는 줄 알고 노년기의 세월을 슬피 보내는 분들이 적지 않다.
 이런 증상은 비단 노인들에게만 나타나는 것이 아니고 일찍 오는 사람은 40대 후반부터 오는 경우도 가끔 있다. 소변의 줄기가 가늘고 힘이 없어지고 증상이 더 심해지면 찔끔찔끔 나왔다가 멈췄다 하기도 하고, 소변이 끝난 후에도 소변기가 그대로 남아 시원한 맛이 없기 때문에 화장실에 자주 들락거리게도 되고 밤에 잠잘 때도 잦은 변의 때문에 숙면을 못하는 경우가 허다하게 나타난다.

이 증상이 더 심해지면 방광에 요가 가득 차 무의식중에 오줌이 새어나오는 수도 있고 방광이 부풀어 요가 신장에까지도 거슬러 올라가 신장의 기능을 저하시키는 위험한 단계에 이르게 되는 수도 있다.

이런 고통을 덜어주기 위하여 이뇨제 등 약제를 복용하기도 하나 근본 치료는 안 되어 결국 수술치료를 할 수밖에 없게 된다. 그러나 수술을 한다고 완치가 되는 경우가 흔치 않다. 재발이라는 복마가 숨어 있기 대문이다.

그런데 이 증상의 원인은 전립선이 비대해져 방광에서 배설되어 나오는 오줌의 길목을 막기 때문에 소변시 고통을 받게 되는 것이다.

전립선이란 조직은 방광 바로 밑에 위치하여 밤알만한 크기로 직장의 바로 앞쪽에 있으면서 요로를 싸고 있는 기관이다. 남성이 사정하는 정액량의 80%를 이 조직이 생산하고 이 정액은 정자의 양분으로서 또는 정자의 운반요소로 역할을 하는 소중한 액체인 것이다.

이렇게 중요한 역할을 하는 조직인데 왜 비대증이 생기는지에 대하여는 현대의학이 명쾌한 해답을 못하고 있다.

어떤 의사의 얘기로는 섹스를 자주 할 때 생긴다기도 하

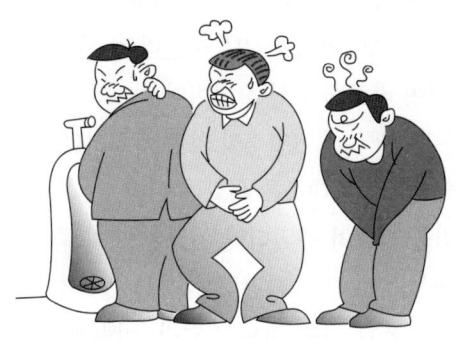

고 또 어떤 이는 섹스를 억제할 때 이 증상이 나타난다고도 하며 정기적인 성행위를 하지 않거나 또는 사정할 때 억지로 참는 빈도수가 높으면 이 병이 생긴다고도 하고 있고 어떤 의서에는 오토바이나 자전거 또는 자동차를 오랜 시간 타고 전립선을 자극하거나 누르면 충혈이나 멍이 들어 악화되는 경우가 있다고 쓰여져 있으나 사실상 오토바이나 승용차를 장시간 타고 다니는 것은 노인들보다 젊은이들이 월등히 많은데 그렇다면 젊은이들에게는 전혀 없는 전립선 비대증이 거꾸로 노인들에게 많다는 원인 설명은 큰 모순이 아닐 수 없다.

때로는 다량의 음주와 짜고 매운 향신료나 자극성 음식의 다량섭취가 문제되기도 하고 전립선비대증 예방에는 적당한 섹스를 하면 된다는 엉뚱한 소리를 하는 의사도 있다.

그러나 나의 연구 결과 동물성 지방질의 집적에 의해 비대해진다는 사실을 알게 되었다. 그러니까 그 지방질을 용해하여 배출시키면 치료가 가능해진다는 원리의 발견인 것이다. 그것이 바로 구연산 요법이다.

구연산을 1회에 5g씩 1일 5회 가량 복용하면 40~50일로써 대개의 전립선비대증은 치료가 된다.

이런 방법을 가르쳐 주었더니 치료된 환자 중에는 비대증으로 줄어들었던 정액 사정량이 다시 많아져서 기쁘다는 희소식마저 전해 주는 이도 있었다. 이렇게 볼 때 구연산이 신비의 영약임을 다시 한번 알게 한다.

대인 공포증

40대 초반의 젊은 청년으로부터 다급한 전화가 왔다. 《건강다이제스트》에 실린 나의 글을 읽고 감동이 되었고 그 글을 읽고 나니 자기의 병도 완전히 고쳐질 것 같다는 생각이 들어 전화를 한다는 것인데 이제까지 자기의 병을 고치기 위하여 대학병원, 종합병원, 한방, 침, 뜸, 별짓을 다 해 봤어도 병세는 점점 악화될 뿐이라는 것이었다.

그 청년의 병명은 대인공포증으로 사람을 보면 무섭고 겁이나서 사람들과는 일체의 접촉도 할 수 없고 매일같이 골방에 틀어박혀 지내고 있고 가슴이 찢어질 듯한 통증의 연속으로 도무지 살 수가 없어 이제 자살밖에 남지 않았으니 자기를 살려 달라고 통사정을 하는 것이었다. 시급히 와 보라는 나의 응답을 받자마자 그는 곧장 부산에서 비행기편으로 올라왔다.

그를 여관에 유숙을 시키면서 아침 · 저녁 하루에 2번씩

PTM법을 응용하여 조치를 해 주면서 1주일간만 버텨보라고 했다.

그런데 그는 하루가 다르게 호전반응이 있어 대단히 기뻐하고 있던 차에 6일째 되는 오후 약속시간에 나타나지 않기에 여관에 물어 봤더니 보따리 싸가지고 나가 버렸다는 것이다.

깜짝 놀란 나는 하룻밤을 큰 걱정 속에 보냈다. 나와 아내는 그가 무사하기를 기도했다.

이튿날 새벽에 전화벨이 요란스럽게 울려 집사람이 전화를 받으니 보따리를 싸가지고 내뺀 그의 전화였다. 부산이라고 하면서 "사모님 죄송합니다. 제 병이 완전히 낫고 보니 그렇게도 무서워 보이던 마누라가 갑자기 보고 싶어 견딜 수가 없어 말씀도 드리지 못하고 내려왔습니다."하였다는 것이다.

밤새도록 한 걱정이라 시름은 일순간에 사라졌고 죽음 직전의 젊은 청년의 생명을 구해준 보람과 기쁨에 우리 부부는 감격했다.

이와 같은 대인공포증은 불안증, 만성무기력증이나 우울증의 연장선상에서 일어나는 질병이나 일반병원에서는 신경성, 심인성, 정신과적 질병으로 오인하고 진료를 하고 있으나 그런 진단과 진료가지고는 치료가 안 된다.

뇌에의 혈액순환 장애, 즉 산소공급 부족에서 나타나는

질병이기 때문이다. 이런 환자가 우리 주변에 얼마나 많은지 헤아릴 수 없다.

그러나 나보고 얘기를 하라면 이런 것은 병도 아니다. 단기간 내에 치료가 가능하니 말이다.

지금 언론에 보도되어 나오는 것을 보면 중·고등학생이나 젊은 층에서 자살하는 사람이 많다 하는데 이런 자살 심리는 동기의 유발도 거개가 이런 증상의 발작인 것이다. 그러니까 주변에서는 산소 공급부족이 원인이라는 사실을 깨우쳐 아까운 생명을 내던지는 일이 없게 하여야 할 일이다.

좌골신경통

 나는 젊어서 좌골신경통의 중환자였다. 여러 병원을 쫓아다녀 보고 한방·양방을 찾아 보았어도 치료효과가 없자 최종적으로 유명하다는 정형외과에 갔더니 수술할 수밖에 없다기에 현대 의학에서는 수술 이외에는 고칠 방법이 없다는 것으로 판단하고 그날부터 돌아와 자가 치료법을 연구하기 시작했다.

 시중에 나와 있는 신경통·관절염에 관한 책을 몇 권 사다가 읽고 치료방법을 공부하고 그것으로도 치료가 안 되기에 그 원리를 응용하여 여러 가지 방법을 개발 시험해 보았더니 10여 일 만에 완치가 되었다.

 이 사실을 전해 들은 이웃 아줌마 한 분이 신경협착증에 의한 허리디스크에 좌결신경통과 골다공증이란 어마어마한 병명을 받고 그 통증과 고통 속에 눈물의 세월만을 보내고 있으니 자기의 병을 고쳐달라고 통사정을 했다.

그 부인의 경우도 유명하다는 큰 병원을 다 다녀봤고 MRI사진까지도 찍었다는데 끝내 불치라는 진단을 받고 의사의 지시대로 매일을 안정된 자세로 진통제에 의지하며 살아갈 수밖에 없었다는 것이다.

진통제의 과용으로 온몸에 살이 오르고 때로는 부어올라 진통제의 부작용이 더 무섭게 나타났던 것이라 했다.

아들의 결혼일을 2개월 앞두고 꼼짝 못하고 홀로 누워만 있으니 눈물과 하소연만이 생활의 전부였다기에 나는 열일을 제쳐놓고 홀로 된 그 부인댁으로 가 보았다.

머리맡에는 약봉지가 수북하게 쌓여 있었고 미처 정리도 안된 옷가지와 침구 등이 널려 있는 상태에서 전신을 가누지도 못한 채 누워 있었다.

나는 바로 내 자신의 좌골신경통을 고친 방법을 응용하여 운동을 시켜 봤더니 그날 바로 일어서서 기동할 수 있게까지는 되었다.

약 20일간을 정성껏 쫓아다니고 나니 불치라 진단받은 그 허리 디스크와 좌골 신경통은 씻은 듯이 없어져 버린 것이다.

내 자신이 겪은 일이지만 의사가 시키는 대로 움직이지 말고 안정된 자세로 생활을 하기란 지극히 어려운 일이고 또 그 지시대로 움직이지 않고 있다가는 온몸이 굳어버려 증세는 더욱 악화되는 것이다.

또 허리디스크의 경우는 복대를 하여야 된다는 것도 치료에 역효과가 있다는 사실도 알게 되었다.

 허리디스크, 좌골신경통을 병원에서 고치지를 못하니 시중에는 갖가지 치료약도 많고 방법도 많을 뿐 아니라 최근에는 자석벨트나 치료용 팔찌까지도 등장하고 있다. 모두 효과없는 것들이 활개치고 있는 것을 보고 있으려니 현대 의학에 대한 원망만이 일게 된다.

조회시간에 쓰러지는 어린이

 서울 중심의 어느 초등학교에서는 아침 조회를 하지 않는다고 한다. 안 하는 것이 아니라 못한다는 것인데 그 이유는 그 어린 학생들을 운동장에 10분, 20분만 세워 두면 여기저기서 쓰러지는 일이 벌어지기 때문이라고 한다.
 초·중등학교 학생들이 옛날에 비하여 체중, 신장 등 체위가 많이 향상되었다 하나 체질은 열악해졌다는 것이 오늘의 실상이다.
 가족계획의 일환으로 하나 낳기 운동이 그대로 효과가 나타나기는 했으나 금이야 옥이야 끔찍하게 아끼며 기른 부모들의 정성으로 대개가 영양과다·과보호가 되어 초·중등학교 학생들의 60% 가량이 비만형 체질이 되었고 그 중에 고혈압, 동맥경화, 당뇨병 환자가 생겨날 정도로 체질상의 이상이 생겨 성인들에게만 생겼던 뇌졸중까지도 발생되고 있다니 조회시간에 쓰러지는 일도 놀라운 일을 아니다.

 어린이가 쓰러지는 원인은 고혈압도 아니고 당뇨병도 아니다. 비만형 어린이는 목덜미에도 살이 붙어 머리로 올라가는 경동맥을 눌러 뇌에의 혈액순환 장애를 받게 되어 일어나는 증상이다. 뇌에의 혈액순환이 잘 안 되면 산소공급이 부족하게 된다. 건강한 사람은 코로 흡입되는 산소량의 65% 가량이 뇌로 공급되고 있으나 경동맥소체가 눌리거나 이상이 생기면 산소공급 능력이 떨어진다. 이때 조회 등 긴장상태가 되거나 지루함을 느끼게 되면 지구력이 약해진 어린이는 어지러워져 쓰러지게 된다.

 쓰러진 어린이는 양호실로 데려가 안정을 취하면 다시 회복이 되나 이런 소질의 어린이는 또 다시 쓰러질 확률이 높고 이것이 만성적 어지럼증이나 두통, 편두통으로 이어지는 경우도 적지 않다.

 현대의학에서는 이런 사실을 밝혀내지 못하고 있다. 그러니까 이런 체질의 학생에게는 머리에의 산소공급 촉진을 해 주면 근본치료가 되는 것이다. 그것이 바로 내가 연구 개발한 PTM법이나 SS법인데 초등학교 양호교사나 일반교사에게는 이런 민간치료방법을 가르쳐 주면 응급치료와 함께 근본치료까지도 할 수 있는 길을 찾게 된다. 이런 어지럼증에 걸리면 그런 학생의 건강은 물론 학습 능력까지도 심하게 떨어진다는 사실을 알아둘 필요가 있겠다.

소화불량증

소화불량증 환자가 의외로 많다. 소화불량증에 걸린 이들의 증상을 들어보면 소화불량으로 인한 증상은 아니다. 대개가 위산과다증 환자이다. 소화불량증이라 한다면 변에 밥풀이 그대로 배설되어야 하는데 사실상 그런 경우는 없다. 그러니까 소화불량이 아니고 위에 산(위산)이 과도하게 분비되어 위벽을 자극하거나 염증을 일으키고 심해지면 만성위염뿐만 아니라 위궤양까지도 진전되는 증상인 것이다.

이런 증상을 느껴 병원에 가면 대개 신경성 위염이라는 진단을 받고 신경쓰는 생활을 하지 말라는 의사들의 권유가 있다. 도대체 살면서 신경을 안 쓰는 생활이 어디 있으며 신경쓰면 모두가 이런 질환에 걸릴 까닭도 없다.

이 증상은 바로 명치뼈 밑이 쓰리거나 거북스럽기도 하고 특히 공복이 되면 통증이 있거나 심하면 쓰러지기도 한다.

밥을 먹지 않아도 속이 더부룩하여 식욕이 당기지도 않고 그런 생활이 지속되면 영양부족으로 인한 체중감소로 허약체질이 되기도 한다.

이런 증상이 있으면 백발백중 위산과다 증상이라 진단해도 틀림이 없다. 이것을 병원에 가면 내시경 진단을 하거나 심하면 조직검사까지도 하게 된다. 이런 진단법은 과도 진료가 되는 것이다. 이런 증상이 있으면 의사들로서는 ABC에 속하는 지극히 간단한 진단으로 확인할 수 있는 일이고 이런 증상이 있는 환자라면 병원신세를 질 필요도 없이 자기치료가 가능해지는 것이다.

위산이 많이 나오기 때문에 발생하는 증상이니까 산 중화제를 복용하면 간단히 치료가 된다. 다만 산 중화제(탈시드, 겔포스 등)를 식간 또는 공복시에 복용하되 하루에 4~5회씩 15~20일간 빠지지 않고 계속 복용하면 속 시원히 치료가 된다.

내가 이 병을 12년간이나 앓다 내버린 증상이기 때문에 어느 내과 의사보다도 효과적으로 치료할 수 있게 되어 이를 자신있게 소개한다.

기미 · 화장독 · 여드름

우리나라 중년 여성의 80%는 기미로 고민하고 있다. 기미는 일단 생기면 치료가 어려워 여성들에게 큰 고민이 되지 않을 수 없다.

여성은 누구나 예뻐지고 싶어 화장도 하고 온갖 수단과 방법을 다하여서라도 예쁜 얼굴을 간직하고 싶지만 기미 때문에 발랄한 미의 발산을 하지 못하는 경우가 많다. 여성미는 얼굴이 대표하는데 하필이면 그 얼굴에 그을음 같은 얼룩이 져 수많은 여성들의 아름다움과 희망을 덮어 버리니 딱한 일이다.

현대의학에서 밝히고 있는 기미의 생성원인을 보면 소화기능의 장애, 간의 질환, 신장과 비뇨기 계통의 이상, 스트레스, 피부의 노화, 과로 등을 들고 있다.

우리나라 중년 여성의 80%가 기미 환자라는 면에서 고찰한다면 우리나라 여성의 대부분이 그런 질병에 걸려 있

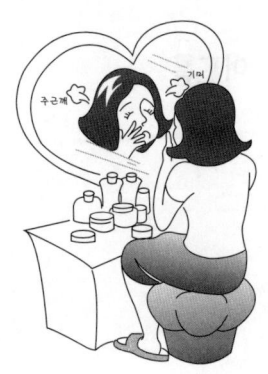

어야 할 일인데 실상은 그렇지가 않다. 그렇다면 현대의학에서 밝히고 있는 기미의 생성 원인은 빗나간 진단이 되어 있는 것이다.

또 그 외의 대부분은 피부의 노화현상을 들고 있다. 그러나 피부의 노화가 기미의 원인이라면 노인층 할머니나 남자들도 기미가 생겨야 할 일이 아닌가.

자세히 관찰해 보면 여성들에게 기미가 생기는 연령층은 대학을 막 졸업할 무렵부터 생기기 시작하고 있다. 이것은 바로 화장품과 가까워지는 연령층인데 화장을 진하게 하여 미모를 크게 자랑하고 싶은 때인 것이다.

사실상 기미는 화장품 사용과 밀접한 관계가 있다. 화장품 중에서도 크림류, 즉 얼굴을 부드럽고 화장발을 잘 받게 한다는 마사지 크림류가 기미 생성의 원흉인데 이것을 알고 있는 여성은 거의 없다.

그러니까 여성의 기미는 화장품 회사가 만들어 놓고 있다 해도 할 말이 없을 것 같다.

마사지용 크림의 원료는 식물성도 있으나 대개 광물성, 즉 석유를 정제할 때 생성되는 찌꺼기를 황산으로 처리하여 만든 무색 무취의 유동체로서 바셀린 또는 드라이파라핀이란 것으로 만들어진다. 쉽게 말하면 그런 광물성은 석유제품인데 여성들이 크림류로 마사지를 한다는 것은 석유 속에 얼굴을 담그고 다니는 것과 같은 것이다.

그 얼굴을 햇빛에 노출시키면 피부의 멜라닌 색소 형성층이 자외선의 자극을 받아 멜라닌 색소가 생출하여 피부 밖으로 노출되어 나온다. 이것이 기미인 것이다.

또 기미까지는 형성이 안 되었다 하더라도 여성들이 세수를 하고 화장을 하지 않으면 얼굴의 표피가 시퍼렇게 변질되어 보여 아주 볼품이 없다. 이것은 크림류가 피부에 축적이 되거나 그것이 피막을 덮어 산소 부족증으로 나타나 혈색이 죽어 보인다. 이것을 나는 화장독이라 하고 있다.

이제부터 이런 피부질환들은 모두 치료가 가능한 것이다. 필자의 저서 《기미 화장독 여드름 치료법》에 그 구체적인 원인 설명과 치료법이 명기되어 있으므로 참고하면 그런 고통에서 해방이 될 것이다.

변비와 치질

변비와 치질은 형제병이라는 사실을 알아야 한다. 변비가 생기면 그것이 바로 치질로 이어지는 경우가 허다하기 때문이다. 그런데 변비와 치질도 병원에서는 불치병으로 간주하고 있기 때문에 그런 환자가 엄청나게 많다.

특히 변비는 젊은 여성들에게 많고 다음은 임산부와 노인층에 많은데 변비가 발생하는 원인을 잘 모르고 있어 변비와 치질환자가 매년 증가 일로에 있는 것이다.

변비는 숙변 즉 2~3일 간격으로 용변을 보게 되면 틀림없이 생기게 된다. 용변은 매일 한번씩 보아야 변비가 생기지 않는다. 그런데 2~3일에 한번씩 용변을 보면 변이 대장 안에 머물러 있으면서 수분을 빼앗겨 딱딱하게 굳어져 이것이 직장을 통하여 배설될 때 잘 통과되지 않게 되므로 강한 힘을 주게 되고 무리한 힘을 가하니 직장에 균열이 생기며 그곳으로 균이 들어가 염증을 일으키고 그

염증은 볼펜같은 심봉 즉 치핵을 만들어 항문쪽으로 성장하여 나오는데 그것이 바로 치질이 되는 것이다. 그러니까 치질은 직장의 균열로 생기는 염증의 산물이다.

그렇다면 변비의 원인이 되는 숙변은 왜 생기는 것일까.

너무 소화가 잘 되는 음식은 대부분 분해 흡수되어 배설되어 나오는 용변량이 적어지고 용변량이 적어지면 변의가 생기지 않아 2~3일씩 대장 안에 머물러 쌓이게 된다.

그러니까 젊은 여성들은 소화가 잘 되는 음식을 먹어야 피부가 고와지고 예뻐진다는 그릇된 생각을 가지고 있기 때문에 소화가 안 되는 섬유질 등의 음식을 기피하게 된다. 사람은 먹는 것만으로 건강이 유지되는 것이 아니다. 먹으면 반드시 배설을 하게 마련인데 우리는 일생 동안 영양흡수론만 배우고 가르치고 있지 배설론에 대하여는 가르치지도 않는다. 또 배설 즉 오줌, 똥은 지저분한 것이라 생각하여 가급적이면 적게 배설하고 배설 횟수를 적게 하는 것이 아름다운 생활을 유지하는 방법인 줄 알고 배설론을 외면하기도 하고 배설을 걱정 안 해도 저절로 해결된다는 생각을 하고 있다. 흡수론만 중요시하였지 배설론은 전혀 관심밖으로 여겨 왔기에 생각지도 않은 변비와 치질 환자를 양산하고 있는 것이다.

변비와 치질을 예방하기 위하여는 매일 한번씩 용변을 보는 습관을 붙여야 한다. 그러기 위하여는 소화가 안 되는 섬유질을 많이 섭취하여야 한다. 사람은 섬유질을 소화, 분해시키는 효소가 없다. 그래서 섭취한 섬유질은 모두 배설되어 나오게 되어 있다. 이것은 배설조직을 활성화시키기 위한 창조주의 섭리인 것이다.

섬유질에는 수용성 섬유질이 있고 불용성이 있는데 수용성 즉 물에 녹아 있는 섬유질은 변비나 치질의 예방에 하등의 도움이 되지 않는다.

노인층에서는 치아가 약하여 섬유질 섭취를 기피하는 경우가 많은데 섬유질을 기피하면 틀림없이 변비가 생기게 된다. 이런 경우는 섬유질을 곱게 분쇄하거나 현미식 또는 고운 쌀겨, 밀기울 등을 섭취하면 변비는 생기지 않는다.

일단 생긴 변비는 섬유질식을 하면서 구연산이나 홍삼엑기스를 복용하면 자연 치유가 되기도 한다.

이때 변비 때문에 균열이 생기면 즉시 항생제 연고를 그 균열된 곳으로 깊숙이 집어넣고 가벼운 마사지를 하면 치유가 되어 치핵의 발생을 막을 수 있다.

일단 치핵이 생겨 치질이 되었을 때도 직장 안에 항생제 연고를 집어넣고 마사지를 자주 해주면 치핵도 점점 수그러지고 치료가 되기에 이른다.

변비나 치질은 신바람 건강법이나 뇌내혁명(腦內革命) 가지고 치료를 하겠다는 발상은 배꼽에 고약 바르기이다.

축농증

내가 출강하고 있었던 대학의 교수 부인이 심한 축농증으로 오랫동안 고생하고 있었던 중에 그 병을 고쳐달라는 요청이 있었다.

3년 전에 그 축농증으로 S대 병원에서 수술하고 증세가 호전되기를 기다렸으나 호전되기는커녕 점점 더 악화되어 코가 더 막히고 진한 콧물이 쏟아져나오고 코가 막혀 숨을 쉴 수도 없게 되면서 머리까지 아파오는 증상으로 진전되었다. 이 사실을 수술을 맡았던 S대 병원의 담당의사에게 항의섞인 이의제기를 하자 자기는 최선을 다하였는데도 그런 결과가 나왔으니 도리가 없지 않느냐 하며 오히려 큰소리를 치더라는 것이었다. 재차수술을 할 수도 없어 그대로 돌아와 있으려니 하루 저녁에 휴지 한통도 모자랄 정도의 콧농을 풀어내야 했고 그러자니 잠도 제대로 잘 수 없을 정도로 악화되었다고 한다.

아름다운 얼굴에 항상 코먹은 소리를 하고 호흡도 입으로만 하는 수밖에 없어 생활하기에 보통 힘이 드는 게 아니라 하니 미인 행세도 이쯤되면 끝장일 수밖에 없었다.

축농증은 현대의학으로 치료가 불가능하나 벌침으로는 치료가 가능하다는 봉침연구회 박노경 회장의 저서를 읽고 또 지도를 받아왔던 그대로 20여 일 시술을 하니 그 심했던 축농증이 완전치유가 되기에 이르렀다.

현대의학에서 손도 못 쓰는 그 축농증을 봉침으로 퇴치하게 되니 봉침이 그렇게 탁월한 효과가 있음을 그때 처음 알게 되었다. 이 얼마나 기이한 일인가.

그후 어느 젊은 변호사의 아들이 역시 같은 축농증으로 고생하다가 나를 찾아와 치료요청을 하는 것이었다. 유치원에 다니는 어린이였기에 벌침을 놓기에는 어려움이 있었으나 그 어린이의 고통과 부모의 애타는 심정을 헤아려 시술하여 그 어린이도 20여 일 만에 완치를 시켜놓았다. 이 얼마나 신기한 일이었는지 몰랐고 그 부모도 기뻐서 어찌할 줄 몰라했다.

그런데 어느 날 K-TV에서는 경상도 어느 곳에서 어느 농민이 벌침을 맞고 심장마비로 죽었다는 방송을 했다. 이때 벌침을 놓아준 사람은 살인의 누명을 쓰고 구속되었다는 보도였다. 그러나 나의 연구결과로는 벌침으로 사람이 죽을 일은 전혀 없다.

그런데 이 농민은 왜 죽었을까. 그는 평소에 심한 심장병이 있었던 환자였다. 그 환자는 벌침이 아니더라도 그런 자그마한 다른 쇼크에도 죽을 정도가 되어 있는 사람이기에 그 정도의 일에서 쓰러진 것이라 믿고 있다. 즉 송장치고 살인난 격이 된 셈이다.

K-TV는 이런 전후 사정을 알지 못하고 봉침을 분별없이 두들겨 패고 있는 것이었다. 그 방송 때문에 봉침회는 완전히 침몰하고 말았다.

봉침은 축농증뿐만 아니라 각종 염증, 운동하다가 삔 팔다리 신경통, 물혹 제거 등에는 탁월한 효과가 있음을 체험을 통하여 확실히 알고 있다. 특히 염증에는 페니실린 1,200배의 살균효과가 있다는 설명도 긍정적으로 받아주는 것이 옳다고 본다.

지금 축농증, 이명, 알레르기 비염 등 불치병 치료는 봉침요법 외에는 더 좋은 것이 없다고 믿고 있다. 그것을 방송은 무차별 밟아대고 있다. 안타까운 일이나 무식한 폭군을 당해낼 성현은 없으니 별 수는 없다. 아무리 미워도 인정할 것은 인정하고 못 믿을 것은 천만 금을 쏟아붓는다 해도 행세 못하는 풍토가 지극히 아쉽다.

파킨슨씨병(수전증)

 아틀랜타 올림픽 성화의 최종 봉송자가 과거 복싱계의 헤비급 세계챔피언 무하마드 알리였다는 것은 잘 알려진 사실이다. 왕년의 주먹왕이었기에 오랜 만에 낯익은 그의 모습을 다시 볼 수 있어서 화려한 올림픽 식전행사와 함께 의의 있는 장면이었다.

 그러나 안타깝게도 무하마드 알리는 성화를 받아들고 걸음을 옮기기가 힘들 정도로 심하게 전신을 떨고 있었다. 이로 인해 파킨슨씨병에 걸려 있다는 사실을 전세계의 시청자에게 알려졌고 미국과 같은 최첨단 의술을 가진 나라에서도 파킨슨씨병은 고치지를 못하고 있다는 사실을 증명해 준 셈이 되었다.

 왕년에는 복싱계의 왕이었지만 지금은 불치병에 걸려 거동마저 불편한 그를 화려하고 장엄한 세계적인 행사에 무엇 때문에 등장시켰을까. 미국을 자랑할 생각이었지만 오히려 미국의 자존심과 체면을 손상시킨 작품이 아니었나 하여 씁쓸한 생각이 가시지를 않는다.

그런 그를 보고 억측도 구구했다. 복싱의 일생을 살아오면서 머리를 너무 많이 얻어맞아 뇌에 치명적 손상이 가서 저렇게 되었다고 하는 이가 있는가 하면 남을 너무 두들겨 패서 그에 대한 응징을 받은 결과라는 등 빗나간 추측들이 무성했다.

어쨌든 파킨슨씨병 하나 해결 못 하는 미국이 되고 있다는 면에서 의술에 관한 한 미국도 별 수 없다는 강한 인상을 받게 되었다.

그러니 세계 도처에 파킨슨씨병 환자가 엄청나게 많고 우리나라도 그 예외는 아닌 것으로 알려지고 있다.

누구나 이 병에 걸리면 죽는 날까지 떨고 살다 가는 수밖에 없다는 것이 환자들의 공통된 생각이며 의술의 한계점을 한탄하는 소리도 만만치 않게 일고 있는 것이다.

그런데 나는 이 파킨슨씨병 따위는 병도 아니라는 큰소리를 치고 있다. 고칠 수 있으니 하는 소리이다. 세계의 의과대학 교수나 의사들을 몽땅 모아놓고 교육을 시켜봐야 할 일이 아닌가 하는 엉뚱한 생각도 갖게 한다.

의학계에서 밝히고 있는 이 병의 원인과 증상을 보면 신경의 전달물질인 '도파민'과 '아세틸콜린'이란 두 물질의 밸런스가 깨져 도파민 분비량이 적어져 생기는 것이라 하고 있다. 그래서 이 병에 걸리면 운동장애와 자율신경장애, 정신(정서)장애가 주요한 증상을 나타내게 되고 그 중 운동장애가 가장 현저하여 근육이 긴장상태에 있어 굳어지고 손과 발과 입술, 머리가 흔들리게 되는 경우가 있다고 한다. 또 운동은 동작이 느려지고 얼굴의 표정도 굳어지고 손발의 움직임도 진폭이 작아지며 자세도 굳어져 유연하지 않게 된다. 특히 보폭이 좁아지고 걸을 때 손을 흔들지 않으며 잘 넘어져 다치기도 한다. 더 심해지면 어지럼증이 생기기도 하고 발이 붓거나 수족에 냉증이 생기기도 하며 정신적으로도 고통이 심해지고 기분이 우울해져 정력도 약해지고 오래 되면 지성(知性)에 문제가 생기기도 한다. 그런데 손발이 떨리거나 입술, 안면이 심하게 떨려도 본인은 그것을 느끼지 못 하는 것이 특징이다.

이 병을 고치기 위하여 도파민제, 항콜린제 등을 사용하나 이들 치료약은 부작용이 심하여 쓰기에 대단히 조심스럽다.

내가 잘 아는 장관 출신 한분은 독일 유학 중에 이 병에 걸려 고치지를 못하고 그대로 돌아와 근 30년간 고통을 받아오다가 나의 PTM 법에 의한 도움으로 거의 완치된 상태에 있다.

불치병으로 알려진 이 파킨슨씨병이 이렇게 어렵지 않게 신비하게 고쳐졌다는 것은 그 발생원인을 정확히 찾아낼 수 있었기 때문이다. 즉 뇌의 도파민 부족설이 아니라 산소공급 부족이 그 원인임을 찾아내고 치료를 하였더니 그것이 적중된 셈이다.

세계의 의학계가 깜짝 놀랄 일을 했으니 달러박스는 여기서 찾아낼 수 있게 된 것이 아닌가 하며, 애국의 한가닥을 또 한차례 잡은 기분이다. 또 불치로 고통받고 있는 이런 환자들에게 일대 희소식을 전하는 것 같아 기쁜 생각이 샘솟는다.

치매(알츠하이머)병

 레이건 전 미국대통령이 심각한 치매병으로 고생하고 있다는 사실이 언론을 통하여 알려졌다. 레이건의 치매병은 의학이 최고도로 발달되어 있는 미국에서조차 고치지를 못하고 있으니 이는 완전히 불치병일 수밖에 없는 것이다. 그런 까닭에서인지 우리나라에서도 유명하다고 손꼽히고 있는 의학자나 건강학 저술가들이 써놓은 건강론마다 이 심각한 치매병에 관하여는 전혀 언급이 없다. 유산소·무산소운동건강법이 만병통치의 보약이라 떠들썩한 인기를 독차지하고 있는 H박사의 '신바람 건강법' 속에도 치매병만은 목차에도 없다.

 이렇듯 치매병은 현대의학에서 불치병으로 간주하고 있기에 치매병 환자가 나날이 급증하고 있는 실정인 것이다. 그러기에 항간에서는 고스톱, 마작, 윷놀이 등을 권면하거나 노래방 등에 가서 노래를 하며 손뼉을 자주 치라는 치매예방법을 가르쳐 주기도 한다. 치매병에 한번 걸리면 의식상실, 언어장애, 이명, 난청, 혼수, 시력감퇴, 기억력상실, 신경마비, 두통, 어지럼증, 손발절임, 피곤증 등 여러 가지 증상이 겹쳐지기도 하기 때문에 정상적인 생활은 불가능해지고 엉뚱한 행동을 하다가 화재, 가출, 가재도구 파손 등 사고를 저지를 수도 있어 본인은 말할 것도 없거니와 이를 지켜보는 가족들에게는 심각한 우환의 대상이 되지 않을 수 없다.

현대의학에서는 치매병의 원인을 뇌동맥의 경색으로 생기는 뇌혈전이나 뇌조직이 파괴되었기 때문이라고 설명하고 있다. 이때 고혈압이나 당뇨병, 고지혈증이 있으면 이 병은 더 빨리 진행된다고도 한다. 그러기에 의사들은 이 병에 걸려 있으면 CT, MRI 등으로 뇌혈관 촬영을 하여 정확한 진단을 해보라고 권유도 한다.

그러나 나의 연구결과로 밝혀낸 치매의 원인은 뇌동맥의 경색이나 뇌조직의 파괴가 아니고 뇌에의 산소부족에 있음을 알게 되었다. 뇌의 산소는 우리가 호흡하고 있는 산소량 중 65%가 뇌에 공급되고 나머지 35%가 기타 인체조직에 공급이 되는데 이 산소는 혈액 속의 헤모글로빈이 폐에서 산소를 받아 심장으로 보내져 여기서 혈관을 타고 뇌에 들어가게 되나 이때 뇌혈관 관문동맥의 직경이 좁아지거나 기능이 저하되면 뇌에의 혈류에 장애를 받아 산소부족증이 생기게 된다. 그러니까 뇌혈관 관문동맥의 직경을 정상화시켜 기능을 회복시켜 주면 뇌에 산소가 충분히 공급된다. 그 산소공급촉진법이 바로 내가 개발한 PTM법인데 이 방법으로 치료를 하면 15~30일이면 치매는 치료가 된다. 이런 방법으로 여러 치매병 환자의 질병 원인을 제거하여 정상으로 회복시켜 준 일이 있으며 그 대표적 치료사례를 들어본다.

나의 친지 중 80여 세 된 할머니가 치매로 이 병원 저 약방을 두루 찾아다녔는데도 병을 고치지 못 하다가 결국은 거동조차 하지 못하여 누워있게 되었다. 인근 병원 치매전문의를 주치의로 매일 왕진 치료를 받고 있었으나 전혀 치료 효과가 없이 병세는 점점 악화되어 눈은 완전히 감겨 버렸고 손발의 동작도 기능을 상실하였다. 그러니까 식사도 스스로 하지 못하고 화장실 출입도 보호자의 도움 없이는 불가능할 정도의 중증이 되고 말았다.

내가 치료를 시작한 지 3일 만에 무겁게 감겼던 눈꺼풀이 떠지게 되었고 10일 만에 식사를 할 정도의 동작이 가능해졌다. 남편을 시아버님이라고 착각할 정도의 잃어버린 의식도 회복이 되었고 20일 후가 되니까 혼자서 화장실에도 출입할 수 있게 되었다. 그 후 그 집안에 이상한 기류가 흘러 더 이상의 치료를 할 수 없게 되었으나 얼마 후 할머니의 상태를 알아보니 대단히 호전되었다는 반가운

소식을 듣게 되었다.

그 외에 여러 치매환자들을 만나 치료를 해본 경험으로 치매는 이제 병도 아니다 할 정도의 기술이 확보되기에 이른 것이다. 모든 것이 다 그러하지만 병을 고치자면 먼저 그 발병 원인을 정확하게 찾아내야 한다. 그렇지 못한 상태에서 병을 고치려 덤벼든다는 것은 도로에 그치거나 위험한 일을 당하게 되기도 한다.

치매병 치료는 뇌에의 산소공급 촉진이란 원리나 생리적 이론을 모르고 한다는 것은 모두가 엉터리인 것이다. 거동도 자유롭지 못한 환자에게 신바람 나는 운동이 효과적이라 해서 이것을 시켜본들 할 수도 없는 일이고 또 사랑이 보약이라 해서 사랑을 읊어대는 것으로 치매병을 고치려 한다면 이는 무당굿으로 치매병을 고친다고 대드는 어리석음과 하등 다를 바 없다.

집필후기

글을 써 놓고 보니 지나친 비판을 해 놓은 부분이 많다.

건강은 바로 인간의 생명과 직결되어 있는 지고한 자산이기에 왜곡되거나 엉터리 건강론이 있어서는 안 된다. 건강에는 진실만이 통용되어야 한다. 삐뚤어진 길목을 곧게 잡아가려니 요란한 소리가 나게 마련이다.

우리가 일생 동안 건강론을 한시간도 안 배운 건강문맹이 되어 있고 잘잘못을 판단할 능력이 없다 해서 이치에 맞지 않는 여러 가지 엉터리 건강론들이 판을 쳐 국민의 건강관리에 혼선을 가져오게 한다면 국민을 우롱하는 선을 넘어서 죄악의 씨를 뿌리는 것과 다를 바 없다.

그런 빗나간 엉터리 건강론은 누가 나서서라도 비판하며 고쳐가야 한다. 그것이 국민의 생명을 구하고 나아가 나라를 구하는 진실한 길이다.

지금 우리는 불치병 천국에서 40대의 사망율과 뇌졸중 환자가 세계 최고요, 중견 공직자의 69%가 불치병 환자가 되어 있고 초·중등학교 어린이들이 중풍으로 쓰러져가는 기이한 현상이 일고 있는 싯점에 엉터리 건강론이나 빗나간 의술이 판을 치게 된다면 이 나라의 장래는 어떻게 될 것인지 뻔한 일이 아닌가.

 방송, 신문, 잡지라고 해서 아무렇게나 멋대로 찌껄여대도 된다는 원칙은 없다. 엉터리 건강론과 빗나간 의술에 비위를 맞추며 이 눈치 저 눈치 보아가는 맥빠진 짓을 하는 언론은 있으나 마나가 아닌가.

 모두 진실한 건강과 소중한 생명을 위해서 진실한 합창의 소리를 낼 때가 된 것이라 믿고 이런 시끄러운 소리를 내 보는 것이다.

 이런 강도 높은 소리를 귀담아 수용하고 이 책을 출간하기에 뜻을 모아준 우리출판사에 경의를 표한다.

1999년 1월

著者 識

불치병을 정복하라

1999년 5월 19일 초판 인쇄
1999년 5월 21일 초판 발행

지은이 이부경/펴낸이 김동금/펴낸곳 우리출판사

등록 제9-139호
서울특별시 서대문구 충정로3가 1-38호
TEL.(02) 313-5047 · 5056
FAX.(02) 393-9696

ISBN 89-7561-104-3 13510

정가 **7,000원**

* 잘못 제작된 책은 교환해 드립니다.